Bettina Schöne-Seifert (Hrsg.)

Münsteraner Memoranden

Eine kritische Auseinandersetzung mit komplementärer und alternativer Medizin

jmb

Bibliographische Informationen der Deutschen Bibliothek:
Die Deutsche Bibliothek verzeichnet diese Publikation in der
Deutschen Nationalbibliographie; detaillierte Informationen sind im
Internet unter http://dnb.ddb.de abrufbar.

Bettina Schöne-Seifert (Hrsg.)
münsteraner memoranden
1. Auflage, Hannover: jmb-Verlag, Oktober 2023

jmb-Verlag. Jens Bolm. Rotekreuzstr. 25, 30627 Hannover
Gestaltung durch den Verlag
Gesamtherstellung: Pressel, Remshalden

ISBN 978-3-95945-600-5

Inhaltsverzeichnis

Vorwort

Im Frühjahr 2016 haben meine damaligen Mitarbeiter Dr. Daniel R. Friedrich und Dr. Jan-Ole Reichardt und ich eine folgenträchtige Einladung an eine etwa 25-köpfige Gruppe von Theoretikern und Praktikern verschickt. Wir schlugen vor, am *Institut für Ethik, Geschichte und Theorie der Medizin* der Universität Münster gemeinsam kritisch über Probleme der Komplementär-Alternativen Medizin (KAM) aus medizinethischer, wissenschaftstheoretischer und medizinpolitischer Perspektive zu diskutieren. Es sollte im Kontext von KAM um Begriffe, Wissenschaftlichkeit, Kausalerklärungen, Placeboeffekte, Wirksamkeitsstudien, EBM-Standards, Sonderstatus im Zulassungsverfahren, negative Evidenz, Pluralismus, Transparenz, *Best Medical Practice*, Patientenautonomie, Diskriminierung, Stakeholder-Interessen ua. gehen. Unsere Einladung richtete sich gezielt an Personen, die sich zu diesem Themenkomplex bereits kritisch in der Öffentlichkeit geäußert hatten oder von deren „Außenblick“, insbesondere aus wissenschaftstheoretischer Sicht, wir uns Bereicherung versprachen.

Wir schienen damit einen Nerv getroffen zu haben, und aus der ersten Zusammenkunft im Juni 2016 erwuchs die Gründung des „Münsteraner Kreises“ – als interdisziplinäre Expertengruppe mit geteilter kritischer Perspektive auf alle oder auf bestimmte Praktiken in der KAM-Welt. Natürlich sollten Patienten esoterische Behandlungen in Anspruch nehmen dürfen; aber nicht innerhalb des wissenschaftsorientierten medizinischen Versorgungssystems, das transparent und verlässlich der bestmöglichen Förderung des Patientenwohls verpflichtet sei. Insbesondere wollten etliche der MK-Mitglieder den

Sonderstatus von KAM-Verfahren, ihre Integration in die ärztliche Tätigkeit sowie ihre Finanzierung durch die Gesetzlichen Krankenkassen vernehmbar kritisieren – Phänomene, die sie als Fußtritte gegen die geltenden Standards medizinischer Ethik ansahen. Das pointierte Gründungs-Motto lautete:

> Wir wollten ausloten, wie ein solidarisches Gesundheitswesen verantwortlich und fair mit dem Clash zwischen gefährlicher Pseudowissenschaft und Selbstbestimmung umgehen sollte. Um es deutlich zu sagen: Wir wollten den gegenwärtigen Irrsinn nicht länger hinnehmen. (Münsteraner Kreis, 2016)

Der Kreis kam von da an in unregelmäßigen Abständen persönlich und später auch virtuell zusammen, um sich untereinander und mit geladenen Referenten auszutauschen, kritisch zu diskutieren und Texte zu verfassen. Zusammensetzung und Größe des Zirkels änderten sich im Laufe der sieben Jahre ein wenig (siehe Mitgliederliste am Ende des Buchs): Einige kamen etwas später dazu, andere verließen den Kreis aus beruflichen oder privaten, andere aus inhaltlichen Gründen, manche bevorzugten nach einiger Zeit einen eher passive Status. Und natürlich setzte auch die Corona-Pandemie eine spürbare Zäsur.

Im Laufe der Zeit hat der Münsteraner Kreis, neben Pressemeldungen und kurzen Stellungnahmen, acht längere Publikationen veröffentlicht. Sie wurden überwiegend in Fachpublikationen angekündigt und in ganzer Länge auf der Homepage der Gruppe[1]. Hier nun liegen sie erstmals gesammelt (und unverändert) in Buchform vor, um sie sichtbarer werden zu lassen. Sie alle genügen einem Text-Genre, das wir für besonders geeignet hielten, um die interessierte Öffentlichkeit, die Politik und den Journalismus zu erreichen: nämlich dem eines „Memorandums." Diese Bezeichnung soll zum Ausdruck bringen, dass es sich um eine Abhandlung zu einem wichtigen Thema handelt, in der meinungsstark,

---

1) https://muensteraner-kreis.de/
Hier auch weitere Informationen zu den Autoren.

kondensiert und allgemeinverständlich argumentiert wird. Insgesamt sieben Memoranda sind in den sieben Jahren unseres Existierens entstanden – unter der Verantwortung unterschiedlicher Hauptautoren.

Von Beginn an hielt der Münsteraner Kreis der Akzeptanz von KAM-Verfahren in Politik, Wissenschaft, ärztlicher Selbstverwaltung und Öffentlichkeit entgegen, dass es beim Anbieten von Heilmethoden Grenzen gibt, die nicht überschritten werden dürfen. Fehlende oder mangelhafte Wirksamkeitsnachweise, Konkurrenz mit wirksamen Therapien und nicht zuletzt die Nobilitierung einer irrationalen Parallelwelt zur wissenschaftsorientierten konventionellen Medizin addieren sich bei KAM-Verfahren zu einem bedrohlichen Schadenspotential. Ähnliches gilt für die Berufsgruppe der selbsternannten Heilpraktiker, die es in dieser Form nur in Deutschland gibt.

Unser Kreis hat mit seiner Arbeit wohl einige Aufmerksamkeit erzielen können; dies betrifft vor allem den Journalismus und dessen Einfluss auf öffentliche Meinungen und Institutionen der ärztlichen Selbstverwaltung. Immerhin haben inzwischen 15 von 17 Landesärztekammern die Möglichkeit einer ärztlichen Zusatzqualifikation für Homöopathie aus ihren Weitbildungsverordnungen gestrichen – ein Erfolg, den wir wenigstens zum Teil dem Engagement unseres Kreises und seiner Mitglieder meinen zurechnen zu dürfen.

Es ist uns aber bisher nicht gelungen, die absurde und untragbare Konstruktion der „besonderen Therapierichtungen“ ins Wanken zu bringen, mit deren Hilfe die Präparate der Homöopathie, der Anthroposophischen Medizin und der Phytotherapie von der Politik gegen die etablierten Anforderungen an Wirksamkeitsnachweise immunisiert werden. Statt wie alle sonstigen Arzneimittel bewertet zu werden, reicht es für die besagten KAM-Verfahren aus, die sogenannte Binnenanerkennung von Befürwortern dieser Behandlungsrichtungen zu erhalten. Dieser Skandal ist unserer Ansicht nach den Eigengesetzen der Politik und des Lobbyismus geschuldet.

Vor dieser Bilanz sind wir der Auffassung, dass es gute Gründe gibt, die Arbeit des Münsteraner Kreises nun mit einer Mischung aus Stolz und Resignation abzuschließen. Mit Blick in die Zukunft fordern wir Universitäten, Ärztekammern, Kassenärztliche Vereinigungen, Gesetzliche Krankenkassen und den Gemeinsamen Bundesausschuss dazu auf, die Förderung von KAM in Forschung, Lehre und Finanzierung zu beenden. Heilmethoden, die fachliche und gesellschaftliche Anerkennung erhalten, müssen unbedingt allesamt eben die Kriterien erfüllen, die an Methoden der wissenschaftsorientierten Medizin angelegt werden.

Gerade in der Corona-Pandemie ist deutlich geworden, wie toxisch sich eine wissenschaftsskeptische Parallelwelt auf das Vertrauen in die *Scientific Community* auswirkt. Gewiss soll hier keiner simplistischen Zusammenhangs-Analyse das Wort geredet werden. Und ebenso gewiss soll nicht behauptet werden, dass *die* Wissenschaft in Coronazeiten alles richtig gemacht hätte. Aber nachweislich gibt es eine positive Korrelation zwischen der Zugehörigkeit zu bestimmten KAM-„Lagern" und dem Misstrauen gegenüber den Krankheitserklärungen der naturwissenschaftlichen Medizin, ihren Warnungen, ihren innovativen Impfstoffen.

Es ist bedrückend zu sehen, wie sehr Deutschland ein Land der Kügelchenhersteller und Kügelchenschlucker war, ist und zu bleiben droht. Andere Länder haben in den letzten Jahren die Homöopathie aus den solidarisch finanzierten Leistungsangeboten gestrichen und sich gesundheitspolitisch klar zu einer kohärenten wissenschaftsorientierten medizinischen Versorgung bekannt. Bei uns hingegen locken sogar Universitätskliniken Patienten wie Studierende mit KAM-Angeboten, um ihnen wie in der Waschmittelwerbung in Versorgung und Lehre „das Besten aus beiden Welten" zu präsentieren.

Bettina Schöne-Seifert
Münster im August 2023

1. Memorandum (2017)
Zu einer Neuregelung des Heilpraktikerwesens

Manfred Anlauf, Norbert Aust, Hans-Werner Bertelsen, Juliane Boscheinen, Edzard Ernst, Daniel R. Friedrich, Natalie Grams, Paul Hoyningen-Huene, Jutta Hübner, Peter Hucklenbroich, Heiner Raspe, Jan-Ole Reichardt*, Norbert Schmacke, Bettina Schöne-Seifert*, Oliver R. Scholz, Jochen Taupitz, Christian Weymayr**

(Federführende Hauptautoren)*

1. Einführung

1.1. Worum es geht

Falsche Behandlungen von Patienten sind ein vielschichtiges Problem, dem nicht zuletzt die Gesundheitspolitik durch Maßnahmen der Qualitätssicherung begegnen muss. Zwei spezifische, aber nicht trennbare Teilaspekte dieses Problems sind Fehlbehandlungen durch (i) Heilpraktiker, die ihre Patienten überwiegend mit Interventionen aus dem Bereich der (ii) Komplementären und Alternativen Medizin (KAM) behandeln. Ihre bisweilen dramatischen Folgen wurden der Öffentlichkeit u.a. im Sommer 2016 durch den Fall am „Biologischen Krebszentrum Bracht" am Niederrhein deutlich. In der Obhut des Inhabers dieser Einrichtung, eines Heilpraktikers, starben damals drei Patienten, die vermutlich länger gelebt hätten, wenn sie nach den Standards der wissenschaftsorientierten Medizin behandelt worden wären.

Unser Autorenteam – der interdisziplinäre und von institutionellen Interessen unabhängige "Münsteraner Kreis" – versucht, die genannte Problematik aus einer dezidiert wissenschaftsorientierten und zugleich am Selbstbestimmungsrecht der Patienten ausgerichteten Perspektive zu beurteilen. Dabei werden wir in diesem Papier zunächst eine systematische Problemanalyse vorlegen und anschließend zwei alternative Lösungsvorschläge skizzieren.

1.2. Definitionen und Zusammenhänge: Heilpraktiker & KAM

Unter Alternativmedizin (kurz: AM) verstehen wir – im Einklang mit einem verbreiteten Sprachgebrauch – die Gesamtheit der Verfahren, die in Konkurrenz zu Behandlungsverfahren der wissenschaftsorientierten Medizin angeboten werden. Unter Komplementärmedizin (kurz: KM) verstehen wir diejenigen Verfahren, die von ihren Betreibern ergänzend zur wissenschaftsorientierten Medizin angeboten werden – wie es wohl insgesamt die häufigere Praxis ist. Zwischen beiden Bereichen gibt es erhebliche Überlappungen, die je nach Sicht der Anbieter und Patienten unterschiedlich groß sind. Aufgrund dieser mangelnden Trennschärfe erscheint es uns legitim und sinnvoll, den Sammelbegriff *Komplementär-Alternative Medizin* (kurz: KAM) zu verwenden. Beispiele für KAM sind: Akupunktur, Homöopathie, Bachblüten oder chiropraktische Gelenkmanipulation.

Die Praxis der *wissenschaftsorientierten Medizin* hingegen, von der KAM sich begrifflich abgrenzt, soll zumindest ihrem Anspruch nach durchgehend wissenschaftlich begründet und in ihren Behandlungsaussichten mit hinreichendem Evidenzgrad überprüft sein, weshalb wir sie als wissenschafts*orientierte* Medizin bezeichnen, die dem Ideal einer *wissenschaftlichen* Medizin verpflichtet ist. Beide Messlatten, wissenschaftliche Begründbarkeit und klinische Evidenz, werden von vielen KAM-Befürwortern skeptisch gesehen oder sogar abgelehnt.

KAM, und hier besonders der AM-Anteil, ist gängige Praxis von Heilpraktikern, die sich aber auch Techniken der wissenschaftsorientierten Medizin bedienen. Eine Tätigkeit als Heilpraktiker darf man in Deutschland nach geltendem Berufsrecht ausüben, wenn man eine minimalistische Prüfung bestanden hat (siehe 2.1.). Heilpraktiker selber, so lässt sich aus den zahlreichen explizit nicht wissenschaftlich fundierten Krankheits- und Heilkonzepten schließen, sehen sich vielfach als eigenständige Säule in einem „pluralistischen" Gesundheitssystem. Ihre Patienten teilen diese Sicht gewiss in vielen Fällen.

Neben Heilpraktikern gibt es aber auch sehr viele Ärzte, die KAM-Verfahren anbieten, bewerben und dies ihrem Selbstverständnis nach als „Integrative Medizin" bezeichnen. Während Ärzte nicht als Heilpraktiker firmieren dürfen, da eine Heilpraktikerprüfung ihnen weder Zusatzqualifikationen bescheinigen noch Zusatzbefugnisse verleihen würde, gilt dies nicht für Zahnärzte, Psychologen oder Physiotherapeuten, die ihre vergleichsweise eingeschränkten berufsspezifischen Befugnisse durch eine Zusatzzulassung als Heilpraktiker ausweiten können. Eine große Gruppe solcher *„Add-on"*-Heilpraktiker bietet KAM neben den etablierten akademischen oder halb-akademischen Verfahren ihres Berufsstands an. Wegen des (außer bei „Psychotherapeutischen Heilpraktikern") unbegrenzten Behandlungsbereichs dürfen sie in dieser Funktion nämlich über das Gebiet ihrer „eigentlichen" Profession hinausgehen. So dürfen Heilpraktiker-Zahnärzte – ebenso wie

Heilpraktiker-Physiotherapeuten – grundsätzlich auch Nieren- und Herzprobleme behandeln, was ihnen als „reinen" Zahnmedizinern verboten wäre.

Hier nun liegt bereits eines der größten Probleme des Heilpraktikerwesens: Durch die staatliche Anerkennung von Heilpraktikern als „Heilkunde" Ausübende und durch die gesetzlich fixierte Berufsbezeichnung „Heilpraktiker" (vgl. Heilpraktikergesetz §1) wird Patienten suggeriert, es handle sich um staatlich geprüfte Heiler, die im Grunde äquivalent zu Ärzten ausgebildet seien und deren Kenntnisse sich zudem – anders als die vieler Ärzte – nicht auf ein oder zwei Fachgebiete beschränkten. Dies wäre jedoch ein klarer Fehlschluss: Medizinstudenten durchlaufen ein der Wissenschaftlichkeit verpflichtetes Studium, an dessen Ende eine staatliche Prüfung steht. Heilpraktiker haben demgegenüber nur eine einzige Prüfung zu bestehen, in der sie nachweisen müssen, dass sie sich bestimmter Grenzen ihres Kompetenzbereichs bewusst sind, etwa bei der Behandlung von Infektionskrankheiten. Darüberhinaus gibt es keine staatlich regulierte Ausbildung. Ärzte sind des Weiteren zu einer regelmäßigen Fortbildung verpflichtet, die der Kontrolle durch die Landesärztekammern unterliegt – Heilpraktiker haben kein solches Fortbildungssystem.

2. Hintergründe

2.1. Ausbildungsstandards und Tätigkeitsbefugnisse

Ärztinnen und Ärzte dürfen Patienten versorgen, weil man begründetermaßen annimmt, dass sie über das entsprechende akademisch fundierte Wissen und Können verfügen. Um eine Kassenzulassung zu erhalten, müssen inzwischen alle Ärzte – vom Allgemeinmediziner bis zum Urologen – neben der ärztlichen Approbation eine Ausbildung zum Facharzt vorweisen. Sie haben dann also mindestens sechs Jahre Studium und mindestens fünf Jahre Facharztweiterbildung hinter sich. Auch Ärzte ohne Kassenzulassung müssen, so fordert etwa das Haftungsrecht, nach Facharztstandard behandeln.

Während also die wissenschaftsorientierte Medizin angehende Ärzte nach hohen Standards ausbildet, sind die gesetzlichen Hürden für angehende Heilpraktiker sehr niedrig und verlangen keinerlei wissenschaftlich fundierte, standardisierte oder kontrollierte Ausbildung. 1992 wurden Leitlinien definiert, nach denen die Gesundheitsämter Heilpraktiker in verschiedenen Wissensgebieten prüfen müssen – schriftlich wie mündlich. Im Dezember 2016 hat der Gesetzgeber mit dem Dritten Pflegestärkungsgesetz (PSG III) das Heilpraktikergesetz und die Erste Durchführungsverordnung zum Heilpraktikergesetz geändert. Nunmehr sollen bis Ende 2017 unter Beteiligung der Länder einheitliche Leitlinien erarbeitet werden, auf deren Grundlage zukünftig die Kenntnisprüfung von Heilpraktikeranwärtern durchgeführt werden soll. Diese begrenzte Novellierung des Heilpraktikergesetzes ändert allerdings nichts daran, dass sich angehende Heilpraktiker auf die verlangte Prüfung auch autodidaktisch vorbereiten können – ohne je einen Patienten zu sehen.

Eine Erlaubnis darf auch zukünftig dann (und nur dann) verweigert werden, wenn sich bei der Kenntnisprüfung ergibt, dass die Ausübung der Heilkunde durch den Betreffenden eine Gefahr für die Gesundheit der Bevölkerung oder für die ihn aufsuchenden Patienten bedeuten würde. Diese minimale Auflage wird weder der Komplexität des heute bekannten Krankheitsspektrums gerecht, noch berücksichtigt sie die vielfältigen Risiken durch Nebenwirkungen von KAM-Präparaten oder durch ihre Wechselwirkungen mit Medikamenten der wissenschaftsorientierten Medizin. Sobald Heilpraktikern die Erlaubnis zur Berufsausübung erteilt worden ist, dürfen sie Diagnosen stellen und Behandlungen durchführen, etwa auch Injektionen verabreichen und Infusionen legen. Sie dürfen damit fast alle im ärztlichen Beruf angesiedelten Tätigkeiten ausüben, bis auf wenige Ausnahmen wie die Verordnung verschreibungspflichtiger Medikamente, Tätigkeiten im Bereich der Geburtshilfe und die Behandlung bestimmter Infektionskrankheiten.

Belastbare Daten über die in ganz Deutschland zugelassenen Heilpraktiker gibt es nicht. Herangezogen werden kann aber die vom Bayrischen Landesamt für Gesundheit und Lebensmittelsicherheit geführte Statistik, nach welcher sich die Zahl der Heilpraktiker allein in Bayern zwischen 2003 und 2015 von 11.035 auf 23.103 mehr als verdoppelt hat.

2.2. Behandlungskonzepte

Während die wissenschaftsorientierte Medizin, wie oben skizziert, in ihren Diagnose-, Therapie- und Präventionskonzepten grundsätzlich rational überprüfbar sein will und ihre kontinuierliche wissenschaftliche Weiterentwicklung und Verbesserung anstrebt, d.h. fortschrittsfähig ist, bewegt sich das Heilpraktikerwesen überwiegend in einer Parallelwelt mit eigenen, meist dogmatisch tradierten Krankheits- und Heilkonzepten. Je nach Lehre enthalten diese mehr oder weniger wissenschaftlich unbegründete oder unhaltbare Elemente: Vielfach handelt es sich dabei um Glaubensüberzeugungen, von denen viele wissenschaftlichen Erkenntnissen widersprechen oder durch die moderne Medizin empirisch widerlegt sind.

Wo die Grenze zwischen Wissen und Glauben verläuft, wird in den Prüfungen nicht abgefragt. Die entsprechenden Grenzen sind auch für viele Patienten kaum erkennbar, zumal die jeweiligen Theorien aus Laiensicht durchaus überzeugend klingen können. Aufgrund fehlender Qualifikation gelangen viele Heilpraktiker deshalb allenfalls intuitiv oder zufällig zu korrekten Diagnosen und sinnvollen Therapievorschlägen, aber eben nicht auf der Basis einer wissenschaftlich erarbeiteten und aktuell gehaltenen Systematik. Gerade reine Heilpraktiker laufen daher Gefahr, ihre Patienten auf der Grundlage bruchstückhafter wissenschaftlicher Kenntnisse sowie fehlerhafter Interpretationen und überkommener Konzepte von Krankheit und Heilung zu behandeln.

Wenn hingegen Add-on-Heilpraktiker und Ärzte Alternative Medizin (AM) anbieten, tun sie dies zwar vor dem Hintergrund akademischen Fachwissens, sie blenden ihr Fachwissen beim Thema AM aber offenbar erfolgreich aus. Ob Heilpraktiker oder aber Ärzte AM anbieten, macht auch insofern keinen Unterschied, als es aus unserer Sicht ethisch illegitim ist, absehbar unterlegene bis unwirksame Verfahren zu verabreichen oder sie als verdeckte Plazebos anzubieten.

3. Bewertungen

3.1. Schadenspotentiale durch die Tätigkeit reiner Heilpraktiker

In den vergangenen Jahren wurden in unserem Gesundheitswesen mit breitem Konsens umfassende Maßnahmen zur Qualitätssicherung eingeführt: So sind nationale Leitlinien, Zentrenbildung und Zertifizierungen Beispiele der flächendeckenden Umsetzung einer wissenschaftsorientierten Medizin auf hohem Niveau. Im Kontrast dazu steht der weitgehend ungeregelte Bereich der Behandlung durch reine Heilpraktiker, deren Berufsbefugnisse und Ausbildungsstandards, wie beschrieben, ein erhebliches Missverhältnis aufweisen.

Unbestritten schenken viele Heilpraktiker ihren Patienten Zuwendung und wohltuende Aufmerksamkeit, die diese in der auf Effizienz getrimmten wissenschaftsorientierten Medizin sehr oft nicht finden. Auch scheinen nicht wenige Patienten die aus wissenschaftlicher Sicht *irrationalen* Therapieansätze dieser Behandler zu bevorzugen, wobei sie allerdings den unzutreffenden Eindruck haben mögen, deren staatliche Zulassung garantiere Qualität und Kompetenz. Dies liegt daran, dass staatliche Zulassungen normalerweise genau diese Funktion haben, im Sonderfall der Heilpraktiker aber nur minimale Kenntnisse zur Gefahrenabwehr verlangt werden. Auch zur umfangreichen Verpflichtung der wissenschaftsorientierten Medizin auf den therapeutischen *State of the art* und auf eine beständige systematische Verbesserung gibt es innerhalb des Heilpraktikerwesens keine Entsprechung. Wenn Patienten dennoch die Dienste von Heilpraktikern in Anspruch nehmen, dann vermutlich auch deshalb, weil ihnen die zur Anwendung kommenden Verfahren oft pauschal und fälschlich als natürlich, sanft, wirksam und nebenwirkungsfrei angeboten werden.

Gerade wegen der in Deutschland in nahezu allen Bereichen üblichen und erwartbar hohen Qualitätsstandards gehen Menschen hierzulande davon aus, dass solche Standards alle wichtigen Lebensbereiche regulieren – also auch die Gesundheitsversorgung durch Heilpraktiker. Umso größer ist die Gefährdung durch das unkontrollierte Feld des Heilpraktikerwesens. Mit zugespitzten Vergleichen: Es wäre undenkbar, Brückenbau auf der Grundlage spiritueller Statik zuzulassen oder jemandem die Steuerung eines Flugzeugs anzuvertrauen, dessen ganze Kompetenz in einem erfolgreich absolvierten Workshop über die Sage des Ikarus besteht.

So abstrus dies erschiene – auf der Basis vergleichbarer fachlicher Voraussetzungen dürfen Heilpraktiker in Deutschland Patienten untersuchen und behandeln. Und ähnlich abstrus mutet es an, dass innerhalb der staatlich regulierten Medizin *Sonderregelungen* für die Zulassung von Präparaten der Homöopathie, Phytotherapie und Anthroposophischer Medizin bestehen (vgl. §§ 38ff. AMG). Hiernach sind diese Mittel unter bestimmten Voraussetzungen von den Wirksamkeits- und Unbedenklichkeitsnachweisen *ausgenommen*, denen alle anderen Arzneimittel genügen müssen. Da dies den falschen Eindruck erweckt, auch die Verwendung jener Präparate sei wissenschaftlich begründet, sollten die besagten Sonderregelungen entfallen, die sich nicht zuletzt dem erfolgreichen Wirken einflussreicher Interessengruppen verdanken.

3.2. Schadenspotentiale durch die Tätigkeit ärztlicher KAM-Anbieter

Wenn KAM *innerhalb* der wissenschaftsorientierten Medizin angeboten wird, entstehen ebenfalls Probleme. So können auch Ärzte, die von der Wirksamkeit bestimmter alternativmedizinischer Verfahren überzeugt sind, ihren Patienten schaden, wenn sie solche *anstelle* sinnvoller Maßnahmen der wissenschaftsorientierten Medizin anwenden und ihnen somit ein evidentermaßen überlegenes Vorgehen vorenthalten.

Aber unsere Bedenken gehen deutlich weiter. So sollten aus unserer Sicht Verfahren der Alternativmedizin überhaupt keinen Platz in der wissenschaftsorientierten Versorgung haben, da dies als wissenschaftliche „Adelung" des gerade Nicht-Wissenschaftlichen erscheinen muss, und zwar selbst dann, wenn diese Verfahren lediglich ergänzend eingesetzt werden. Hier gilt: Ein der Patientenversorgung verpflichtetes Gesundheitssystem muss von unbelegten und überzogenen Heilsversprechen gänzlich freigehalten werden. Dies folgt unmittelbar aus dem ethischen Gebot der Wahrhaftigkeit im Umgang mit vulnerablen Patienten und ihren Angehörigen.

Anderes allerdings gilt nach unserem Dafürhalten für solche komplementären Verfahren, die (i) primär einer Steigerung des Behandlungskomforts dienen, (ii) diesbezüglich transparent und ohne übertriebene Versprechungen offeriert werden und dabei (iii) weder die Behandlungsstrategien der wissenschaftsorientierten Medizin untergraben, noch (iv) deren Prinzipien in Frage stellen. Ärzte, die dies berücksichtigen, arbeiten im besten Sinne wissenschaftsorientiert.

Auch der Einwand, eine strikte Wissenschaftsorientierung ärztlichen Handelns stehe Patientenbedürfnissen nach ärztlich-empathischer Anteilnahme entgegen, ist schlechthin falsch. Im Gegenteil: Eine gelingende Arzt-Patienten-Beziehung und solide Wissenschaftskompetenz widersprechen sich nicht. Sie sind vielmehr gemeinsam erforderlich. So fordern die ethischen Standards der wissenschaftsorientierten Medizin ausdrücklich die Einbeziehung der Patientenperspektive und die Respektierung der Patientenpräferenzen bei der Bestimmung des Therapieziels – eine gelingende Kommunikation ist hierzu unabdinglich. Gute Kommunikation allein – ohne Wissenschaftskompetenz – greift aber gleichfalls zu kurz und läuft Gefahr, fachlich zu versagen. Schließlich ist es gerade diese Kompetenz, die es Ärzten unter anderem ermöglicht, überzogene Ursache-Wirkungs-Urteile zu erkennen und scheinbar „gute Erfahrungen“ nicht vorschnell als Nutzenbelege misszuverstehen.

3.3. Patientenautonomie und Therapiefreiheit

Patienten suchen Heilpraktiker maßgeblich deshalb auf, weil sie das, was Heilpraktiker anbieten, von der wissenschaftsorientierten Medizin nicht zu erhalten glauben oder auch wirklich nicht erhalten können. Muss man Patienten dann davor schützen, ihre Gesundheit zu gefährden? Oder muss dieses Risiko als Preis für Selbstbestimmung in einer liberalen Gesellschaft in Kauf genommen werden? Diese Frage verweist auf ein komplexes Problem.

Wo Heilpraktiker dezidiert in Kenntnis der bestehenden Evidenzen über die Unwirksamkeit von KAM und über Wirksamkeitspotentiale und Zeitfenster wissenschaftsorientierter Behandlungsalternativen aufgesucht werden, scheinen solche Entscheidungen als Teil der Patientenautonomie respektiert werden zu müssen. Auch *innerhalb* der wissenschaftsorientierten Medizin haben Patienten jederzeit das *Abwehrrecht*, selbst vielversprechende Behandlungen abzulehnen und etwa ihre Hoffnung auf Spontanheilung zu setzen. Entsprechend sind auch Hoffnungen auf Heilung durch Methoden der AM grundsätzlich zu respektieren. Andererseits kann es ethisch nicht hingenommen werden, wenn Patienten die mitunter weitreichende Entscheidung, exklusiv auf AM zu setzen, vor allem in Ermangelung umfassender und wahrhaftiger Aufklärungsangebote treffen. Um diese sicherzustellen, gehört die Aufklärung über die – im Ganzen ungünstigen – komparativen Chancen und Risiken von KAM in die Hände hinreichend kompetenten medizinischen Personals, dessen Ausbildungsstand staatlicherseits zu garantieren ist.

Zwei Schwierigkeiten, wie man sie auch aus anderen Bereichen der medizinischen Aufklärung und Beratung kennt, scheinen nun aber bei KAM besonders ausgeprägt. Erstens: Wenn Ärzte und Heilpraktiker ihre Patienten, wie geboten, über die fehlende wissenschaftliche Absicherung und fehlende professionelle Akzeptanz von KAM aufklären, senken sie absehbar die Nachfrage nach den eigenen Behandlungsangeboten. Dies steht jedoch ihren ökonomischen Interessen entgegen und zum Teil auch ihrer Haltung zum methodischen Vorgehen der wissenschaftsorientierten Medizin. Ähnlich problematische Interessenkonflikte treten etwa auch bei den sogenannten IGe-Leistungen auf und müssen hier wie dort durch strukturelle Maßnahmen entschärft werden.

Zweitens haben Patienten in bestimmten Grenzen das Recht, eine detaillierte Aufklärung – selbstbestimmt – abzulehnen. Bei hoher KAM-Affinität liegt der Verzicht auf kritische Informationen vielleicht auch ihnen selber nahe. In diesem Fall müssten es die Therapeuten sein, die um ihrer professionellen Standards willen auf besagter Aufklärung bestehen. Wie aber, so könnte skeptisch nachgefragt werden, verträgt sich diese

Forderung mit dem Prinzip der ärztlichen Therapiefreiheit? Hier lautet die unseres Erachtens richtige Antwort, dass ärztliche Therapiefreiheit nicht der Legitimation willkürlicher Eingriffe dienen, sondern die sinnvolle Anpassung leitliniengerechter Therapien an den individuellen Patienten ermöglichen soll. Ärzten wird Therapiefreiheit also nicht um ihrer selbst willen zuerkannt, sondern zur Ausübung ärztlicher Expertise innerhalb eines geschützten Freiraums. Analoges sollte auch für Heilpraktiker gelten.

3.4. Fairness in der solidarisch finanzierten Krankenversorgung

Ein anderer ethischer Aspekt betrifft die Frage, welche Versorgungsleistungen innerhalb unseres solidarisch finanzierten Gesundheitssystems erstattet werden sollen. Auch innerhalb der wissenschaftsorientierten Krankenversorgung werden keineswegs mehr alle zulässigen und von einem Arzt empfohlenen Behandlungen *automatisch* von der Gesetzlichen Krankenversicherung übernommen. Leistungsansprüche sind vielmehr unter anderem an Nutzennachweise gebunden. Auch die ansonsten in der Medizinethik so „hochgehaltene" Patientenautonomie kann nach allgemeinem Dafürhalten keine gegenläufigen *Ansprüche* – sondern eben nur ein durchgängiges Abwehrrecht – begründen. Entsprechend sind KAM-Verfahren bis auf wenige Ausnahmen keine Regelleistung der Gesetzlichen Krankenkassen, weil ihre Wirksamkeit nicht hinreichend belegt ist und die Solidargemeinschaft nicht für bestenfalls Unsinniges oder für teuer bezahlte Plazebo-Therapien aufkommen soll.

Wenn Patienten KAM-Behandlungen wünschen, müssten sie diese also eigentlich aus eigener Tasche bezahlen. In zunehmendem Maße unterwandern allerdings viele Krankenkassen diese Regel im Wettbewerb um Mitglieder, indem sie die Kosten für KAM-Leistungen freiwillig erstatten – eine gegenüber der Solidargemeinschaft kaum zu rechtfertigende Praxis.

4. Lösungswege

4.1. Grundsätzliche Ziele

Den skizzierten Problemen zu begegnen, ist eine gesundheitspolitische Aufgabe mit mehreren Teilzielen. Mittelfristig gilt:

(1.) Die Sonderbehandlungen von KAM-Verfahren im Arzneimittel-, Zulassungs- und Leistungsrecht sowie in der akademischen Ausbildung und Praxis müssen neu diskutiert und auf einen gemeinsamen Maßstab der Patientendienlichkeit ausgerichtet werden.

(2.) Die wissenschaftsorientierte Medizin muss sich akut und dringlich den Herausforderungen gelingender Kommunikation mit Patienten stellen und etwa einer ökonomisch motivierten Verdichtung der Behandlungsabläufe auf Kosten dieser Kommunikation aktiv entgegenwirken.

(3.) Die akademisch vermittelte Medizin muss den theoretischen Grundlagen ihrer Wissenschaftsorientierung und der Förderung wissenschaftlicher Urteilskraft in der Ausbildung angehender Ärzte mehr Raum gewähren. Nur so können Ärzte befähigt werden, sich angesichts der hohen Dynamik des medizinischen Fortschritts auf dem neuesten Stand zu halten, pseudowissenschaftliche Angebote als solche zu erkennen und auch ihre Patienten über deren Status aufzuklären.

(4.) Schließlich muss möglichst kurzfristig das oben beschriebene Missverhältnis von Qualifizierung und Befugnissen der Heilpraktiker korrigiert werden, ohne dabei die Selbstbestimmungsrechte der Patienten ungebührlich zu beschränken. Allein um diesen letzten Punkt geht es im Folgenden.

4.2. Optionen für die Lösung der Heilpraktiker-Problematik

Das dringende Regulierungsziel einer Umsetzung des in 4.1. letztgenannten Punktes lässt sich auf verschiedenen Wegen erreichen, wenn auch mit unterschiedlichen Vor- und Nachteilen:

Eine erste Strategie könnte darin bestehen, die von Heilpraktikern ausgehenden Fehlbehandlungsrisiken zu minimieren, indem primär deren Befugnisse begrenzt würden. Dazu könnte (a) eine *Beschränkungslösung* dienen, die ihnen gemessen am Status quo weitere ärztliche Tätigkeiten verbietet – wie dies etwa ein konsentierter Vorschlag des Deutschen Ärztetages vom Mai 2017 für den Bereich der Onkologie sowie für Injektionen und Infusionen fordert.[2] Alternativ könnten Heilpraktiker (b) einer strikten ärztlichen Weisungsbindung unterworfen werden. Diese arztzentrierte *Lotsenlösung* würde den Heilpraktikern allerdings faktisch ihre Patienten entziehen, weil es aus Sicht der wissenschaftsorientierten Medizin keine Indikation für Verschreibungen von AM oder von kostenintensiven Plazebo-Therapien gibt.

Eine zweite Strategie bestünde darin, primär den Kompetenzmangel der Heilpraktiker zu beseitigen. Dies ließe sich sowohl durch (c) eine konsequente *Abschaffungslösung* erreichen als auch (d) durch eine *Kompetenzlösung*, mit der die Befugnisse von Heilpraktikern auf ein Fachgebiet beschränkt und an eine Ausbildung in einem Gesundheitsfachberuf gekoppelt würden.

Bei den beiden letztgenannten Lösungen bestünde eine besondere Herausforderung darin, dass bereits zugelassene Heilpraktiker trotz mangelnder Kompetenz noch für vergleichsweise lange Übergangszeiten tätig wären. Daher müssten sie zum Zweck des Patientenschutzes mit einer der beiden erstgenannten Lösungen kombiniert werden. Gleichwohl erscheinen sie uns langfristig zielführender als eine der ersten beiden Lösungen alleine, denn nur so ließe sich das Kompetenzniveau innerhalb der Gesundheitsversorgung einheitlich auf einen hinreichend patientendienlichen Stand bringen. Nachfolgend gehen wir konkreter auf die beiden langfristigen Lösungen ein.

4.3. Abschaffungslösung

Die *Abschaffungslösung* bestünde darin, den staatlich geschützten Beruf des Heilpraktikers zu annullieren. Als Vorbild könnte dabei die Neustrukturierung der bundesdeutschen

2) Siehe: http://www.bundesaerztekammer.de/fileadmin/user_upload/downloads/pdf-Ordner/120.DAET/120DaetBeschlussProt_2017-05-26.pdf

Zahnheilkunde im Jahr 1952 dienen. In deren Rahmen wurde der Ausbildungsberuf „Dentist" (Zahntechniker mit nichtakademischer Weiterbildung) zu Gunsten des akademisch ausgebildeten Zahnarztes abgeschafft. Eine Streichung des Heilpraktikerberufs hätte den Vorteil, die bizarre Qualitätslücke in der Parallelstruktur aus qualitätsgesicherter ärztlicher Gesundheitsversorgung und bloß Gefahrenabwehr-kontrolliertem Heilpraktikerwesen nachhaltig zu schließen.

4.4. Kompetenzlösung

Patienten – in ihrer gesundheitlichen Not und unter dem damit häufig verbundenen Zeitdruck – sind besonders vulnerabel und damit regelmäßig anfällig für falsche Heilsversprechungen und ökonomische Ausbeutung. Solche Beeinträchtigungen ihrer Entscheidungsfindung verlangen nach Maßnahmen zum Schutz der Patienteninteressen, indem staatlicherseits zumindest garantiert wird, dass die Anbieter von Gesundheitsdienstleistungen auch über die jeweils hinreichende Qualifizierung für eine sachgerechte Versorgung verfügen. Vor diesem Hintergrund lässt sich auch die staatliche Regulierung des Medizinstudiums als Voraussetzung der Approbation verstehen und gleichzeitig die Nichtregulierung des Heilpraktikerwesens als Problem erkennen.

An die Stelle des bisherigen Heilpraktikers mit seinem problematischen Globalzuschnitt und dem gleichzeitig nicht garantierten Kompetenzniveau setzt die *Kompetenzlösung* daher *Fach-Heilpraktiker* mit wissenschaftsorientierter Ausbildung und staatlicher Prüfung. Staatlich anerkannter Fach-Heilpraktiker sollte (nur) werden können, wer bereits eine Ausbildung in einem der speziellen nicht-akademischen/teilakademischen Heilberufe absolviert hat. Das beträfe eine Reihe von Gesundheitsfachberufen, wie Ergotherapeuten, Gesundheits- und Krankenpfleger, Logopäden oder Physiotherapeuten.

Personen mit einer dieser Ausbildungen sollten auf Fachhochschul-Niveau eine zusätzliche, fachspezifische Ausbildung erhalten können, die sie zum Fach-Heilpraktiker *für ihren Bereich* qualifiziert. Diese Ausbildung kann als einen ihrer Teilbereiche den wissenschaftlich fundierten Umgang mit KAM-Verfahren enthalten und zudem einen deutlichen Schwerpunkt auf Kommunikation und Empathie legen. Die Fähigkeit, diese Verfahren ebenso kritisch wie jede wissenschaftsorientierte Methode zu reflektieren, sollte durch eine solide wissenschaftstheoretische Ausbildung befördert werden.

Auf diese Art erhielten Fach-Heilpraktiker fachspezifische Befugnisse, die über die jetzigen Befugnisse der jeweiligen Heilberufe hinausgehen, aber in ihrem fachlichen Zuständigkeitsbereich verblieben (ein Physiotherapie-Fachheilpraktiker etwa bliebe beschränkt auf Beschwerden und Erkrankungen im Bewegungsapparat). Die zusätzlichen Qualifikationen und Befugnisse sollten sich in der jeweiligen Berufsbezeichnung niederschlagen, etwa mit dem Anhang „und Fach-Heilpraktiker".

5. Fazit

Medizinische Parallelwelten mit radikal divergierenden Qualitätsstandards, wie sie aktuell im deutschen Gesundheitswesen in Form von Doppelstandards bei Ergebnisbewertung und Qualitätskontrolle bestehen, sind für eine aufgeklärte Gesellschaft nicht akzeptabel. Bei Heilpraktikern stehen aufgrund ihrer ungenügenden, kaum regulierten Ausbildung die Qualifikationen und Tätigkeitsbefugnisse in einem eklatanten Missverhältnis. Heilpraktiker bieten schwerpunktmäßig alternativ- oder komplementärmedizinische Verfahren an, die in den meisten Fällen wissenschaftlich unhaltbar sind. Dies führt zu einer Gefährdung von Patienten.

Abhilfe verspricht nur ein gleichzeitiges Vorgehen auf mehreren Ebenen:

(1.) eine einheitliche Bewertung der Patientendienlichkeit in allen Bereichen der Medizin;

(2.) ein verstärktes Engagement für die Erfordernisse einer gelingenden Kommunikation mit Patienten;

(3.) eine verstärkte Förderung wissenschaftstheoretischer Kompetenzen in Ausbildung und Studium gesundheitsbezogener Berufe; sowie

(4.) eine Abschaffung des Heilpraktikerwesens oder eine radikale Anhebung und Sicherstellung des Kompetenzniveaus von Heilpraktikern.

Wir haben uns hier auf die Reform des Heilpraktikerwesens konzentriert und dafür zwei Lösungsvorschläge skizziert: Wir empfehlen entweder die gänzliche Abschaffung des Heilpraktikerberufs oder dessen Ablösung durch die Einführung spezialisierter „Fach-Heilpraktiker" als Zusatzqualifikation für bestehende Gesundheitsfachberufe. Für die Übergangsphase empfehlen wir eine gesetzliche Beschränkung des Heilpraktikerwesens auf weitgehend gefahrlose Tätigkeiten. Auf diese Weise ließen sich die Gefahren für Patienten reduzieren und die Patientenversorgung langfristig wesentlich verbessern.

2. Memorandum (2018)

Zur Abschaffung der Zusatzbezeichnung Homöopathie

Manfred Anlauf, Norbert Aust*, Hans-Werner Bertelsen, Juliane Boscheinen, Edzard Ernst, Daniel R. Friedrich, Natalie Grams, Hans-Georg Hofer, Paul Hoyningen-Huene, Jutta Hübner*, Peter Hucklenbroich, Claudia Nowack*, Heiner Raspe, Jan-Ole Reichardt, Norbert Schmacke*, Bettina Schöne-Seifert*, Oliver R. Scholz, Jochen Taupitz, Christian Weymayr**

*(*Federführende Hauptautoren)*

1. Einführung

Beim bevorstehenden 121. Deutschen Ärztetag vom 08. bis 11.05.2018 in Erfurt soll die Musterweiterbildungsordnung der Bundesärztekammer novelliert werden. Wir möchten diese Gelegenheit nutzen, darauf hinzuweisen, dass einige Zusatzbezeichnungen – zumindest in Teilen – der wissenschaftlichen Medizin widersprechen. Eine Durchleuchtung aller Verfahren auf ihre wissenschaftliche Haltbarkeit halten wir deshalb grundsätzlich für erforderlich. Besonders die Homöopathie steht mit ihren Grundannahmen sicheren wissenschaftlichen Erkenntnissen fundamental entgegen.

Wir möchten den 121. Deutschen Ärztetag ersuchen, die Zusatzbezeichnung „Homöopathie" ersatzlos zu streichen.

Begründung:

Die Homöopathie ist eine unwissenschaftliche Heilslehre: Homöopathische Arzneien liegen nach der Lehre Hahnemanns bereits ab dem ersten Dynamisations-Grad in so starker Verdünnung vor, dass es vollkommen unerheblich ist, welche Einzelsubstanz, welche Pflanze oder welches Tier als Ausgangsmaterial verwendet wird. Die Homöopathie führt die Wirkung ihrer „Arzneien" deshalb auch nicht auf pharmakologische Mechanismen zurück, sondern auf den heilsamen Einfluss immaterieller, geistartiger Wirkkräfte. Wenn die Musterweiterbildungsordnung für die Vergabe der Zusatzbezeichnung „Homöopathie" den Erwerb einer „fachlichen Kompetenz in Homöopathie" fordert, dann fordert sie nichts anderes als eine „Kompetenz" im Umgang mit geistartigen Kräften. Vom wissenschaftlichen Standpunkt aus wäre es dann ebenso gerechtfertigt, eine Zusatzbezeichnung „Gesundbeten" für die „Kompetenz" zu vergeben, welche Gebete zu welchen Heiligen bei welchen Krankheiten zur Anwendung kommen sollen.

Dass die Homöopathie – überwiegend mit Hilfe von Stiftungsgeldern – trotzdem in der wissenschaftlichen Welt präsent ist und ihre vermeintliche Wirksamkeit in klinischen Studien beforscht wird, darf nicht zu dem Fehlschluss führen, dass sie auch wissenschaftlich fundiert sei.

(Die Unwissenschaftlichkeit der Homöopathie, aus der sich alle weiteren Begründungen ergeben, wird im Anschluss an diese Einführung ausführlich erörtert.)

Die Ärzteschaft bekennt sich zur Wissenschaftlichkeit: Die Ärzteschaft hat sich wiederholt zur Wissenschaftlichkeit bekannt. So beschloss beispielsweise der 119. Deutsche Ärztetag zum Masterplan Medizinstudium 2020: „... Förderung der Praxisnähe bedeutet auch Stärkung des wissenschaftlichen Grundverständnisses. Vor diesem Hintergrund sollten die wissenschaftlichen Kurse ausgebaut werden, um die wissenschaftliche Kompetenz der Studierenden in der Breite anzuheben. So kann gewährleistet werden, dass die späteren Ärzte ihre Patienten fundiert und evidenzbasiert behandeln. ...“ Es ist ein eklatanter Widerspruch, wenn auf der einen Seite der medizinische Nachwuchs zu Wissenschaftlichkeit angehalten wird, und auf der anderen Seite mit der Zusatzbezeichnung „Homöopathie“ eine offizielle, fachliche Anerkennung für eine mit Wissenschaftlichkeit unvereinbare Heilslehre vergeben wird.

Das Vertrauen der Patientinnen und Patienten in die wissenschaftliche Medizin wird untergraben: Dass Teile der Ärzteschaft überhaupt Homöopathie anbieten, widerspricht bereits jedem wissenschaftlichen Anspruch an das ärztliche Handeln. Die von der Ärztekammer verliehene Zusatzbezeichnung „Homöopathie“ gibt dieser Lehre zusätzlich den Anstrich wissenschaftlicher Seriosität, den Patientinnen und Patienten als Beleg für die Wirksamkeit der Homöopathie missverstehen können, wenn nicht gar müssen. Die Grenzen zwischen wissenschaftlich fundierter Medizin und Esoterik werden somit verwischt.

Die Homöpathie kann die Probleme der wissenschaftlichen Medizin nicht ausgleichen: Auch wenn die Zufriedenheit mit dem deutschen Gesundheitssystem im Allgemeinen groß ist, beklagen Patientinnen und Patienten auch Defizite in der Praxis der wissenschaftlichen Medizin, wie etwa fehlende Empathie, Zeitmangel und Übertechnisierung im Versorgungsalltag. Die Homöopathie dagegen wird von Patientinnen und Patienten sehr häufig als zugewandter erlebt, sie nimmt sich in der Erstanamnese sehr viel Zeit und sie setzt keine Technik ein. Im Versorgungsalltag wird die Homöopathieziffer vielfach als Ersatz für eine mangelnde Abrechenbarkeit der ärztlichen Kommunikation genutzt. Dies verschleiert das notorische Zeitproblem von Ärztinnen und Ärzten. Mehr noch: Patienten gewöhnen sich daran, dass der redende Arzt der Homöopath oder Naturheilkundler ist. Wir sind jedoch der Ansicht, dass die Probleme der wissenschaftlichen Medizin über die Zusatzbezeichnung „Homöopathie" nicht von einer unwissenschaftlichen Parallelwelt scheinbar „repariert" werden dürfen. Sie müssen vielmehr innerhalb der wissenschaftlichen Medizin gelöst werden.

Unwirksame Verfahren und Placebos sind mit ärztlicher Ethik unvereinbar: Es ist aus unserer Sicht ethisch nicht vertretbar, dass Ärztinnen und Ärzte systematisch Verfahren empfehlen und einsetzen (dürfen), die in der Wissenschaftlergemeinschaft als erwiesenermaßen unwirksam gelten. Auch ihre Verabreichung als verdeckte Plazebos ist abzulehnen, weil sie das Recht der Patienten auf ehrliche Aufklärung verletzt und zugleich eine ‚Parallelmedizin' adelt und unterhält.

2. Die Homöopathie widerspricht sicheren wissenschaftlichen Erkenntnissen

Die vor 200 Jahren von Samuel Hahnemann erdachte Homöopathie (Hahnemann 2005) hat inzwischen vielfache, divergierende und sich oft widersprechende Weiterentwicklungen erfahren. Gemeinsam sind diesen Varianten jedoch die beiden

Grundlagen des Potenzierens und des Simile-Prinzips. Beide widersprechen sicheren wissenschaftlichen Erkenntnissen. Die Homöopathie beruft sich nicht auf pharmakologisch und physiologisch plausible Wirkstoffe, sondern auf immaterielle, geistartige Wirkkräfte. Sie muss demnach der Esoterik zugerechnet werden. So hielt das European Academies' Science Advisory Council (EASAC) 2017 fest: „... we conclude that the claims for homeopathy are implausible and inconsistent with established scientific concepts (EASAC 2017)."

Die Zusatzbezeichnung „Homöopathie" widerspricht somit dem Bekenntnis der Ärzteschaft zur Wissenschaftlichkeit.

2.1. Potenzieren

Ausgangsmaterialien werden potenziert, indem sie verdünnt sowie dynamisiert, das heißt verrieben und geschüttelt, werden.

2.1.1. Verdünnen

Ausreichend verdünnt, werden auch schwerste Gifte unwirksam, wie schon Paracelsus („Nur die Dosis macht das Gift") weit vor Hahnemann erkannte. Ein pharmakologisches Präparat, das diese Dosis-Wirkungs-Beziehung nicht erfüllt, hat keine Chance auf eine Zulassung. Die Homöopathie verkehrt das Dosis-Wirkungs-Prinzip in sein Gegenteil – je stärker verdünnt eine Arznei ist, desto stärker soll sie wirken.

Beim Herstellen eines homöopathischen Präparats aus einer festen Ursubstanz wird diese zunächst verrieben und dann mehrmals nacheinander in 10er-, 100er-, oder 50.000er-Schritten verdünnt. Homöopathische Verdünnungen werden dann D-, C- oder LM-(auch Q-)Potenzen genannt. Eine Zahl hinter den großen Buchstaben gibt die Anzahl der Verdünnungsschritte an. Selbst die stärksten Gifte müssen in einer gewissen Mindestkonzentration eingenommen werden, um im Organismus in so nennenswerten Mengen an die Zielorte zu gelangen, dass sie dort eine wahrnehmbare Wirkung erzielen können. Bereits bei sehr niedrigen Potenzen nimmt der Patient nur außerordentlich geringe Wirkstoffmengen zu sich: Dreimal fünf Globuli pro Tag ergeben schon in der Verdünnungsstufe C1 eine Tagesdosis von nur 0,01 mg, die damit beispielsweise deutlich unterhalb der Menge Cyanid oder Arsen liegt, die man mit dem Trinkwasser ohne gesundheitliche Folgen täglich aufnimmt.

2.1.2. Reiben und Schütteln

Hahnemann war sich bewusst, dass Verdünnen die pharmakologisch wirksame Ausgangssubstanz reduziert. Um dennoch eine positive Wirkung zu erhalten, nahm er an, man könne durch Reiben und Schütteln eine geistartige Kraft freisetzen, die im flüssigen Medium erhalten bleibe und die sich auf Zuckerkügelchen übertragen lasse. Er sah die Wirkung als etwas Immaterielles an, was ihm auch erstrebenswert erschien, da Krankheit für ihn ebenfalls etwas Immaterielles war: „Nur durch geistartige Einflüsse der krankmachenden Schädlichkeit kann unsere geistartige Lebenskraft erkranken, und so auch nur durch geistartige (dynamische) Einwirkungen der Arzneien wieder zur Gesundheit hergestellt werden“ (Organon, §16).

Damit die immateriellen Heilinformationen der Ausgangssubstanzen auf die homöopathischen Präparate übertragen werden können, müssen die Lösemittel in der Lage sein, die Informationen zu speichern, also Strukturen mit einer gewissen Stabilität aufweisen. Dies wird oft als „Wassergedächtnis“ bezeichnet. Die Wasser-Forschung zeigt jedoch unzweifelhaft, dass sich Flüssigkeiten auch im atomaren Bereich viel zu dynamisch verhalten, um irgendeine Information speichern zu können (Bergmann 2011).

2.2. Simile-Prinzip

In Hahnemanns Vorstellung sollte das bei Krankheit „dynamisch verstimmte Lebensprinzip“ durch die homöopathischen Mittel von einer etwas „stärkern, ähnlichen, künstlichen Krankheits-Affektion ergriffen“ werden. Die Folge: Der Lebenskraft „entschwindet dadurch das Gefühl der natürlichen (schwächeren) dynamischen Krankheits-Affektion, die von da an nicht mehr für das Lebensprinzip existiert". Das Lebensprinzip werde dann nur noch von der Arzneikrankheit beherrscht, „die aber bald ausgewirkt hat und den Kranken frei und genesen zurück lässt" (Organon, §29).

Für dieses so genannte Simile-Prinzip gibt es keinerlei belastbare Hinweise. Tausende Studien haben vielmehr gezeigt, dass das von Hahnemann abgelehnte Prinzip des „contraria contrariis", eine Krankheit heilen zu können, indem man ihren Ursachen entgegenwirkt, zutrifft. Bemerkenswert ist in diesem Zusammenhang, dass Homöopathen ausgerechnet Impfungen meist kritisch sehen. Denn Impfungen sind eine der ganz wenigen Ausnahmen, die dem Simile-Prinzip zumindest nahekommen, weil man mit Impfstoffen einer Krankheit vorbeugen kann, indem man Gesunden etwas gibt, das die Symptome der Krankheit hervorruft.

2.3. Weitere Aspekte

Sowohl das Potenzieren als auch das Simile-Prinzip für sich genommen würden völlig ausreichen, die Homöopathie als unwissenschaftliche, esoterische Lehre zu kennzeichnen. Dennoch sind einige weitere Aspekte für ein etwas umfassenderes Bild von der Homöopathie relevant.

2.3.1. Verunreinigungen

1 Kilogramm reinster Milchzucker enthält neben vielen anderen Elementen 1 Mikrogramm Blei, 1 Liter reinster Alkohol enthält 100 Mikrogramm Blei und 1 Liter reinstes Wasser 0,015 Mikrogramm Blei (Hopff 1991). Blei wird jedoch auch als homöopathisches Arzneimittel „Plumbum metallicum" verwendet. Bei jeder Arzneimittelherstellung müsste also auch die Heilkraft von Blei freigesetzt und potenziert werden – neben den Heilkräften aller anderen Verunreinigungen.

2.3.2. Arzneimittelprüfung an Gesunden

Die Arzneiprüfung, wie die Homöopathie sie betreibt, geht davon aus, dass die wahrgenommenen Symptome ursächlich auf die eingenommene Substanz zurückgehen. Hahnemann empfahl, für eine Arzneiprüfung über mehrere Tage „4 bis 6 Kügelchen der 30sten Potenz" zu sich zu nehmen (Organon, §128). Hahnemann führt etwa für Kochsalz C30 insgesamt 1349 Symptome auf, die zwar einen Blick auf den mitunter erschreckenden Gesundheitszustand der Prüfer offenbaren, aber gewiss nichts mit dem nicht mehr vorhandenen Kochsalz zu tun haben (Hahnemann 2011).

Auch die Einnahme realer Mengen von Wirkstoffen schützt nicht vor Fehldeutungen: So registrierte Hahnemann nach der Einnahme von Chinin, dass sein Körper von Fiebern geschüttelt wurde. Dazu schreibt der Pharmakologe Wolfgang H. Hopff: „Von den toxischen Eigenschaften des Chinins wissen wir, dass eine Untertemperatur erzeugt wurde, welche einen ‚Schüttelfrost' zur Folge haben mag. Was auch immer Hahnemann fühlte, es kann sich nicht um Fieber gehandelt haben." So war bereits die Mutter aller homöopathischen Arzneimittelprüfungen, die die Geburtsstunde der Homöopathie einläutete, ein Irrtum.

2.3.3. Heterogenität der Lehren

Hahnemann bekämpfte nicht nur die von ihm Allopathie genannte damalige Schulmedizin, sondern auch andere Homöopathen, die seine Lehre abänderten. Dennoch findet sich heute eine Fülle verschiedener Varianten (Informationsnetzwerk Homöopathie). Dabei wird zum Beispiel auf die ausführliche Anamnese verzichtet, es werden mehrere Mittel gleichzeitig gegeben, jedem Menschen für alle Krankheiten nur eine einzige Substanz zugewiesen, oder es werden keine Globuli verabreicht, sondern nur Zeichen auf erkrankte Körperpartien gemalt. Anders als in der wissenschaftlichen Medizin, in der sich diejenige Vorstellung durchsetzt, für die es die beste Evidenz gibt, koexistieren alle Varianten der

Homöopathie nebeneinander, weil keine für sich irgendeine spezifische Evidenz geltend machen kann. Es ist dann eine bloße Frage des Glaubens, welche Richtung man bevorzugt. Die Musterweiterbildungsordnung fordert für Ihren „Kompetenz-Nachweis" Kurse, die von den zuständigen Ärztekammern anerkannt sind. Die Ärztekammern kämen jedoch in vollständige Erklärnöte, wollten sie wissenschaftlich fundiert begründen, warum ausgerechnet die von ihnen anerkannten Kurse die „richtige" Homöopathie vermitteln.

2.3.4. Historischer Kontext

Als Hahnemann die Homöopathie erdachte, kannte man zwar den „Makrokosmos Mensch" mit seinen Knochen, Muskeln, Sehnen und Blutgefäßen aus Anatomiestudien bis in erstaunliche Details, aber warum das Herz schlägt, wozu man atmet, wie man sehen, tasten und fühlen kann, wie der Mensch also funktioniert, war ein großes Rätsel. So wusste Hahnemann nicht, dass Lebewesen aus Zellen bestehen, dass es Bakterien und Viren gibt, dass körperliche Merkmale vererbt werden können, dass das Immunsystem uns vor Krankheitserregern schützt und dass wir verschiedene Blutgruppen haben. Auch lagen heute selbstverständliche Errungenschaften wie Röntgenstrahlen, Insulin, Narkosemittel, Penicillin und viele andere noch in weiter Ferne (Weymayr 2007).

Die damalige Medizin war entsprechend mehr von Mythen als von Fakten und mehr von den Dogmen der antiken Ärzte als von nachprüfbaren Erkenntnissen geprägt. Die Ärzte zeigten zudem ein von Medizinhistorikern oft „heroisch" genanntes Draufgängertum: Sie ließen die Patienten bei jeder Gelegenheit zur Ader, zwangen sie zu Durchfällen, Schweißausbrüchen und Erbrechen, flößten ihnen Quecksilber und andere Gifte ein und brannten ihre Wunden aus. Im Vergleich dazu war Hahnemanns unbeabsichtigter Nihilismus ein Segen für die Patienten. Das verleitete ihn zu dem Fehlschluss, dass seine Homöopathie eine effektive Heilmethode sei.

2.3.5. Auf Konfrontation zur wissenschaftlichen Medizin

Homöopathie und wissenschaftliche Medizin stehen in so eklatantem Widerspruch, dass sie in der Patientenversorgung unvereinbar sind. Hahnemann verbat sich vehement jede Vermischung der Homöopathie mit der Allopathie und schloss dies auch für die Zukunft kategorisch aus (Organon, §52): „Jede steht der anderen gerade entgegen und nur wer beide nicht kennt, kann sich dem Wahne hingeben, dass sie sich je einander nähern könnten oder wohl gar sich vereinigen ließen, kann sich gar so lächerlich machen, nach Gefallen der Kranken, bald homöopathisch, bald allopathisch in seinen Kuren zu verfahren; dies ist verbrecherischer Verrat an der göttlichen Homöopathie zu nennen!" Hahnemann ging so weit, zu behaupten, dass ein allopathisch misshandelter Organismus für homöopathische Wohltaten weniger empfänglich sei. Auch heute noch neigen viele Homöopathen zu einer feindlichen Haltung gegenüber der wissenschaftlichen Medizin. Deren Maßnahmen schwächten oder blockierten gar die wohltätigen Wirkungen der Homöopathika.

3. Studien liefern keine Hinweise für eine Wirksamkeit der Homöopathie

Homöopathie wird vielfach beforscht, zum Beispiel mit Geldern der Carstens-Stiftung, zu deren expliziten Zielen die Verankerung der Homöopthie in der akademischen Medizin zählt (Carstens-Stiftung). Auch werden an Universitäten Stiftungslehrstühle mit Geldern der alternativen Pharmaindustrie eingerichtet. Diese Präsenz im Wissenschaftsbetrieb hebt die Homöopathie dennoch nicht in den Rang einer wissenschaftlich fundierten Heilslehre, die eine Zusatzbezeichnung rechtfertigen würde.

3.1. Einzelfallbeobachtung

Wie Hahnemann selbst berufen sich auch heutige Homöopathen in erster Linie auf Einzelfälle (Riker, 2017/2018). Einzelfälle können jedoch nur eine Koinzidenz beobachten, aber keine Kausalität nahelegen. Als Ausnahmen hiervon gelten nur dramatische Effekte, wenn beispielsweise jeder, der ein Mittel einnimmt, eine ansonsten immer tödliche Krankheit überlebt. Vor einem Einsatz der Homöopathie in solchen Fällen hat jedoch auch Hahnemann abgeraten – er hatte erkannt, dass für einen Heilerfolg der Homöopathie die Patienten ausreichend vital sein müssten. Da Homöopathie überwiegend bei Bagatellerkrankungen eingesetzt wird, die ohnehin ganz ohne äußeres Zutun heilen, machen Ärzte und Patienten zwangsläufig oft die Erfahrung, dass die Homöopathie scheinbar wirkt.

In Verbindung mit der unter 2.3.5 genannten Skepsis gegenüber der wissenschaftlichen Medizin können solche vermeintlich positive Erfahrungen Patienten und Ärzte dazu verleiten, sich auch in gefährlichen Situationen eher für einen ersten Versuch mit Homöopathie oder vergleichbaren nicht-evidenzbasierten Verfahren zu entscheiden.

3.2. RCTs und Reviews

Die randomisierte, kontrollierte klinische Studie (RCT) gilt in der Evidenz-basierten Medizin (EbM) als Goldstandard, um Nutzen und in beschränktem Maße auch Schaden einer medizinischen Maßnahme zu ermitteln. Sie ist, sofern sie hohen Qualitätsstandards genügt, in der Lage, vielfältige Verzerrungspotentiale (Bias) anderer Studienarten auszuschließen. Besondere Beweiskraft (Evidence) wird Übersichtsarbeiten (Reviews) zugestanden, die in Metaanalysen mehrere Studien zusammenfassend auswerten. Um nicht, wie so oft in der Medizingeschichte, Trugschlüssen und Vorurteilen aufzusitzen, misstrauen Verfahren der EbM wie RCTs dem „gesunden Menschenverstand". RCTs setzen deshalb keine physikalisch oder physiologisch plausiblen Wirkmechanismen voraus, das heißt, sie verlangen bewusst ein naiv beobachtendes Naturverständnis und betrachten den Menschen unter anderem wegen der hohen Komplexität seiner bio-psycho-sozialen Systeme als Black Box.

Dies wurde in den letzten Jahren von Vertretern einer „Science-based Medicine" kritisiert. Sie bezeichnen die beschriebene Haltung als „blinden Fleck der EbM“ (Novella et al, Gorski & Novella 2014) und argumentieren, dass die A-priori-Plausibilität einer Maßnahme in der Interpretation einer Studie berücksichtigt werden müsse. Da die A-priori-Plausibilität der Homöopathie gleich Null ist, seien auch die Ergebnisse der Studien ohne Aussagekraft.

Anderen gilt die A-priori-Plausibilität als Vorurteil, das zwar theoretisch begründet sein mag, aber den Einsatz von bzw. den Verzicht auf bestimmte Heilmittel nicht ausreichend rechtfertige. Schließlich kann der Erfolg von Mittel A in Fällen von Krankheit B nicht die Richtigkeit oder Falschheit eines ganzen Heilkundesystems beweisen. In erster Linie legt er den Einsatz von A in einem Fall von B nahe. Unbestreitbar besteht dennoch eine evolutionär-dialektische Beziehung zwischen den Erkenntnissen z.B. aus RCTs einerseits und heilkundlichen Modellvorstellungen andererseits.

Zur Homöopathie wurden hunderte klinische Studien und etliche Reviews durchgeführt. Hieraus ergaben sich für die Homöopathie zusammenfassend negative Beurteilungen nationaler und internationaler Gremien. So stellte 2015 die australische Regierungsinstitution National Health and Medical Research Council (NHMRC) fest: „Based on the assessment of the evidence of effectiveness of homeopathy, NHMRC concludes that there are no health conditions for which there is reliable evidence that homeopathy is effective“ (Weitere Zitate siehe Anlauf et al. 2015, Ernst 2017.

Soweit auch positive Studienergebnisse publiziert wurden zeigte sich, dass die meisten sich verlieren, wenn man angemessene Maßstäbe an die Qualität der Studien, an relevante Effektstärken und an Reproduzierbarkeit anlegt (Aust 2013). Dies betrifft insbesondere die Methodik der statistischen Beweisführung (Beispiele und weitere Literaturhinweise u.a. in Homöopedia).

4. Fazit

Auch wenn Homöopathie im Wissenschaftsbetrieb präsent ist, ist sie nicht wissenschaftlich fundiert. Ihre Grundlagen Potenzieren und Simile-Prinzip widersprechen sicheren wissenschaftlichen Erkenntnissen, die Homöopathie ist demnach der Esoterik zuzurechnen. Auch sieht die internationale Wissenschaftlergemeinschaft in klinischen Studien keine ausreichenden Belege für eine Wirksamkeit der Homöopathie. Einer esoterischen Heilslehre mit einer Zusatzbezeichnung einen scheinbar seriösen Anstrich zu geben, widerspricht dem Anspruch der Ärzteschaft auf eine wissenschaftliche fundierte Versorgung, und schwächt durch eine Verwischung der Grenzen zwischen Wissenschaft und Glauben das Ansehen der wissenschaftlich begründeten Medizin. Defizite der wissenschaftlichen Medizin sind intern zu lösen und können nicht auf unwissenschaftliche Heilslehren abgewälzt werden (Anlauf et al. 2015). Eine Abschaffung der Zusatzbezeichnung „Homöopathie“ halten wir deshalb für dringend geboten.

5. Literatur

Anlauf, Manfred et al: Komplementäre und alternative Arzneitherapie versus wissenschaftsorientierte Medizin; GMS German Medical Science, 2015

Aust, Norbert: In Sachen Homöopathie; Verlag 1-2-Buch, 2013

Bergmann, Helge: Wasser, das Wunderelement?: Wahrheit oder Hokuspokus

Carstens-Stiftung: Naturheilkunde und Homöopathie, http://www.carstens-stiftung.de

European Academies' Science Advisory Council (EASAC): Homeopathic products and practices: assessing the evidence and ensuring consistency in regulating medical claims in the EU, 2017

Ernst, Edzard: http://edzardernst.com/2017/04/official-verdicts-on-homeopathy/

Gorski, David H; Novella, Steven P: Clinical trials of integrative medicine: Testing whether magic works? Trends mol. med. 20 (9), 473-476, 2014

Hahnemann, Samuel: Hahnemanns Arzneimittellehre, Narayana Verlag, 2011

Hahnemann, Samuel: Organanon der Heilkunst; matrixverlag, 2005, nach der Ausgabe Leipzig, 1921

Hopff, Wolfgang H.: Homöopathie kritisch betrachtet, Thieme, 1991

Informationsnetzwerk Homöopathie: Homöopedia – Informationen zur Homöopathie; http://www.homöopedia.eu

Informationsnetzwerk Homöopathie:

http://www.homöopedia.eu/index.php/Artikel:Statistische_Signifikanz

Informationsnetzwerk Homöopathie:

http://www.homöopedia.eu/index.php/Artikel: Systematische_Reviews_zur_Homöopathie_-_Methodik

Novella, Steven et al: Science-Based Medicine; https://sciencebasedmedicine.org

Riker, Ulf; Evidenz und Erfahrung; in: Homöopahie, Winter 2017/2018

Weymayr, Christian: Hippokrates, Dr. Röntgen & Co., Bloomsbury, 2007

3. Memorandum (2022)

Zur wissenschaftsorientierten Medizin im Spiegel der Covid-19-Pandemie

Autor:innen: Eva-Maria Jung, Holger Lyre, Claudia Nowack, Norbert Schmacke, Bettina Schöne-Seifert*, Oliver R. Scholz*

Unterstützende: Manfred Anlauf, Norbert Aust, Hans-Werner Bertelsen, Edzard Ernst, Paul Hoyningen-Huene, Peter Hucklenbroich, Ulrich Krohs, Benedikt Matenaer, Markus Seidel, Christian Weymayr

(Federführende Hauptautor:innen)*

Einleitung

Die moderne akademische Medizin soll die Erfolgsaussichten ihrer Behandlungsmaßnahmen nach dem jeweiligen wissenschaftlichen Erkenntnisstand erklären und empirisch belegen können – so auch ihr eigener Anspruch. Weil sie diesem Ideal aber immer nur näherungsweise genügen kann, ist für sie das vergleichsweise bescheidene Etikett der wissenschaftsorientierten Medizin (WOM) angemessen. Dieses Memorandum soll dazu dienen, die Ziele und Grundbegriffe der WOM im Spiegel der Covid-19-Pandemie darzulegen.

Seit ihren zaghaften Anfängen vor etwa 200 Jahren hat diese Medizin sich immer auch unterschiedlichen Anfeindungen ausgesetzt gesehen. Als scholastisch verkrustete ‚Schulmedizin', als Ausverkauf der ärztlichen Kunst, als seelenlose Biomedizin oder als Ticket für die Überformung der Patientenversorgung durch den ‚medizinisch-industriellen Komplex' – allen voran durch die Pharmaindustrie. Solchen Vorwürfen argumentativ entgegenzutreten, ist schon per se eine immer wiederkehrende Aufgabe der Selbstvergewisserung im Dienst von Ärzt:innen, Patient:innen, Gesundheitspolitik und interessierter Öffentlichkeit. Im Zentrum steht dabei das Bestreben, unberechtigte von berechtigter Kritik zu unterscheiden und für Missstände dann Ursachen und Vermeidungsstrategien auszumachen.

In der gegenwärtigen Corona-Krise hat diese Aufgabe eine neue Dimension der Dringlichkeit erhalten. Corona-Leugnung, Impfgegnerschaft und Wissenschaftsskepsis – so heterogen ihre Ausprägungen und Motive auch sind – gehen oft mit radikaler WOM-Kritik einher. Aus diesem Grunde ist eine aktuelle Standortbestimmung von WOM gerade im Lichte der COVID-19-Pandemie von großer Wichtigkeit. Die vorliegenden Erläuterungen von Zielen, Grundbegriffen und abgrenzenden Anforderungen der WOM sollen den folgenden Klarstellungen dienen:

- Moderne Medizin in aufgeklärten demokratischen Gesellschaften kann vernünftigerweise nicht anders als wissenschaftsorientiert, also eine WOM sein. Wissenslücken, Unsicherheiten und praktische Umsetzungsprobleme, die in der WOM ebenso bestehen wie in anderen wissenschaftsgeleiteten Handlungsgebieten, dürfen nicht in Vergessenheit geraten lassen, wie eminent groß und systematisch die WOM-Fortschritte in Sachen Patientendienlichkeit sind. Das gilt auch in der aktuellen Pandemiebekämpfung und bezieht Public-Health-Maßnahmen mit ein.

- Vielstimmigkeit und Selbstkritik sind innerhalb der Wissenschaft und bei der wissenschaftlichen Politikberatung ein globaler Fortschrittsmotor. Zugleich tragen Wissenschaftler:innen besonders in der Öffentlichkeit und in Krisensituationen große Verantwortung: So sollten sie persönliche Abweichungen vom jeweiligen Expertenkonsens als solche deklarieren. Und sie sollten keinen Zweifel daran lassen, dass aus wissenschaftlichen Fakten und Prognosen etc. nur dann Empfehlungen oder Forderungen werden, wenn zusätzliche Bewertungsmaßstäbe aus gesellschaftlichen Diskursen hinzukommen, die selbst nicht Teil der wissenschaftlichen Expertise sind.
- Vorläufigkeit und interne Strittigkeit vieler medizinischer Theorien und Praktiken sind keine Rechtfertigung für Pseudomedizin oder Wissenschaftsskepsis. Maßstab für gute Medizin kann am Ende nur die für WOM maßgebliche Kombination von Kausalverständnis und Wirksamkeitsbelegen sein. Zudem ist wissenschaftsorientierte Medizin ihrer Idee nach nicht kulturabhängig oder in ihrer Gültigkeit auf bestimmte Regionen oder Ethnien beschränkt, sondern beruht weltweit auf denselben Prinzipien.
- Die unbestreitbaren Schwächen der praktizierten wie der publizierten Medizin resultieren nicht aus ihrer Wissenschaftsorientierung als solcher, sondern aus Rahmenbedingungen, Unsicherheiten und Wissenslücken, denen es

abzuhelfen gilt. Das gilt offensichtlich auch im Corona-Kontext.

1. Medizin: Primat der Patientendienlichkeit

Das oberste Anliegen der Medizin ist die Bekämpfung und Linderung von Krankheiten. Zwar gibt es über das exakte begriffliche Verständnis von Krankheit und Gesundheit anhaltende Debatten. Doch die meisten Zustände, die mit beeinträchtigenden körperlichen oder geistigen Funktionseinbußen, Schmerzen oder einer verkürzten Lebensspanne einhergehen, fallen aus jeder theoretischen Perspektive unter den Begriff der Krankheit.

Der Medizin geht es am Ende immer darum, individuellen Patient:innen durch heilende, lindernde, rehabilitative oder palliative Maßnahmen zu helfen sowie Krankheiten durch Prävention vorzubeugen. Welche Maßnahmen hierbei als gute Patientenversorgung gelten, ist abhängig vom Stand der medizinischen Wissensbestände. Aber zeitübergreifend ist von Medizin zu fordern, dass sie möglichst patientendienlich ist und daher am ‚Krankenbett' das jeweils beste Wissen nutzt und einen menschlich-zugewandten Umgang pflegt.

Diesen Zielen soll die Medizin von alters her dienen – auch wenn sie dafür in früheren Zeiten zumeist wenige wirksame Mittel bereithielt. Das ist heutzutage entschieden anders, auch wenn es noch immer viele unverstandene oder schlecht behandelbare Krankheiten gibt. Trotzdem hat sich die Erfolgsquote klinischer Behandlungen etwa seit den 1950er Jahren drastisch erhöht. Maßgeblich hierfür waren der naturwissenschaftlich basierte Wissenszuwachs, neue Technologien und die Nutzung statistischer Verfahren für die Wirksamkeitsprüfung klinischer Maßnahmen.

Neben individuellen Patient:innen hat die Medizin auch für Public Health zu sorgen – mit Maßnahmen, die auf das Wohlergehen, auf die Versorgung oder auf Verhaltensänderungen ganzer Bevölkerungsgruppen oder der Bevölkerung insgesamt abzielen. Dabei steht Public Health in politisch egalitären Gesellschaften in der Regel nicht im Kontrast zu einer Individual-Perspektive. Zumeist nützen Public-Health-Maßnahmen jedenfalls statistisch auch den einzelnen Mitgliedern des Kollektivs, statt sie zu dessen Gunsten zu benachteiligen. Der Gemeinschaftsschutz durch kollektives Impfen ist hierfür ein einschlägiges Beispiel – im Falle von COVID-19 auch ohne eine Herdenimmunität erreichen zu können. Wenn dies in Einzelfällen anders ist, kommen ethische und rechtliche Abwägungen ins Spiel, die politisch ausgehandelt werden müssen.

2. Wissenschaftlichkeit der Medizin

Die moderne Medizin verdankt ihre Möglichkeiten hauptsächlich neueren naturwissenschaftlichen Einsichten in Krankheitsentstehung, entwicklung und bekämpfung.

Die Pandemiebewältigung ist hierfür geradezu exemplarisch: Aufbauend auf der modernen molekularbiologischen und –genetischen Virologie konnten in kürzester Zeit die Natur des Virus und seine Variantenneigung erklärt werden. Klärung des Übertragungsmodus und epidemiologische Daten zu Verbreitungswegen führten ebenfalls rasch zur Entwicklung einer Public-Health-Strategie. Anfängliche Unsicherheiten über den Nutzen von Masken und fortwährendes Aushandeln von gesellschaftlich akzeptablen Abstandsgeboten und Kontaktreduzierungen waren unumgänglich und angemessen, da belastbare Forschungsresultate zum „besten" Weg in der Anfangsphase nicht vorlagen.

Mit bisher beispielloser Geschwindigkeit wurden zudem auf der Basis langjähriger onkologisch-virologischer Forschung neue mRNA-Impfstoffe entwickelt. Zusätzliche traditionelle Impfstoffe stehen kurz vor der Zulassung. Damit steht allen Ländern, die hierzu ökonomisch in der Lage sind oder denen entsprechend geholfen wird, ein wirkungsvolles Präventionsmittel zur Verfügung, das die Dynamik der Pandemie grundlegend positiv beeinflusst hat.

Dies führt exemplarisch vor Augen, dass die Wissenschaftlichkeit der Medizin sich primär an ihrer Verankerung in der Forschung festmacht. Welche Rolle kommt dabei den praktizierenden Ärzt:innen in der direkten Krankenversorgung zu? Sie befördern den wissenschaftlichen Erkenntnisfortschritt auf indirekte Weise: durch Ideen oder Fragestellungen, Mitwirkung an klinischen Studien oder Qualitätssicherung. Es ist anhaltend kontrovers, ob dies schon genuine Wissenschaft oder eher eine Anwendung von Wissenschaft ist. Richtig aber scheint, gute ärztliche Patientenversorgung auf drei Säulen ruhen zu lassen

1. auf der Nutzbarmachung geeigneter Wissensbestände aus allen relevanten Disziplinen;
2. auf organisatorischem, technischem und implizitem Erfahrungswissen;
3. auf Kompetenzen in der Kommunikation mit Patienten.

Im hier behandelten Zusammenhang geht es nur um die erste Säule. Sie verpflichtet WOM-Ärzt:innen, ihre Behandlungsempfehlungen an aktuellen wissenschaftlichen Einsichten auszurichten und sich entsprechend lebenslang weiterzubilden.

Wie in allen anderen Bereichen sind auch in der Medizin sämtliche Wissensansprüche ‚fallibel': d.h. sie sind nicht endgültig und müssen im Licht neuer Erkenntnisse ggf. revidiert werden. Das bedeutet aber nicht, dass alle Wissensansprüche gleichermaßen relativiert werden müssten, so dass der eine Wissensanspruch so gut wie der andere wäre. Ganz offensichtlich vertrauen wir (notorisch falliblem) Wissen in allen wichtigen Bereichen, z.B. beim Bauen und Nutzen von Flugzeugen, Gebäuden oder Brücken. Natürlich geschehen auch hier Fehler, aber das Beste, was wir veranlassen können, sind der Bau und Betrieb auf der Grundlage solider Geltungsstandards. Für praktische Belange der geschilderten Art muss wissenschaftlich entschieden werden, welchen Befunden, Erklärungen und Vorhersagen man in der jeweiligen Situation vertrauen kann und sollte.

In der Medizin benötigt man Wissen darüber, mit welchen Mitteln sich Krankheiten am besten bekämpfen lassen. Die

Erarbeitung solchen Wissens erfolgt mittels zweier unterschiedlicher Strategien, die in der WOM nach Möglichkeit zusammengeführt werden. Zum einen gibt es theorie- und experimentbasierte Argumente für Postulate und Erklärungen bestimmter Wirkmechanismen. Zum anderen sollen empirisch-klinische Anwendungsdaten, auch „Evidenz" genannt (abgeleitet vom englischen Wort evidence im Sinne von ‚Belegen'), einen Zusammenhang zwischen der in Rede stehenden Maßnahme und der Verbesserung des gesundheitlichen Patientenwohls systematisch belegen.

Die Bedeutung der ersten Erkenntnisstrategie kann noch einmal an der schon erwähnten Entwicklung der mRNA-Impfstoffe in der Corona-Pandemie veranschaulicht werden. Sie fußte auf interdisziplinär vernetztem Wissen über Virusbiologie, Ansteckungsmechanismen, Impfstoffentwicklung, Proteinbiosynthese und menschliche Immunantworten und erklärt, dass die mRNA-Technik so rasch angewendet werden konnte und dass sie – mehr noch – nach Expertenkonsens ein außerordentlich vielversprechendes Behandlungskonzept der näheren Zukunft sein wird: sei es als Impfstoff gegen zahlreiche andere Infektionen, sei es zur Immunabwehr gegen Tumorzellen. Die solchen (realen oder erhofften) Fortschritten zugrunde liegenden Kenntnisse sind systematischer Natur und genau deshalb belastbar.

Demgegenüber sind postulierte Wirkmechanismen, die mit bewährten Erklärungsnetzen überhaupt nicht in Einklang zu bringen sind oder diesen fundamental widersprechen, je nach Zusammenhang als unplausibel bis obsolet anzusehen. Beispiele für letzteres sind Hochpotenzierung und Wassergedächtnis der Homöopathielehre oder die Ablehnung von Krankheits-Erklärungen auf der Ebene von Zellmechanismen, wie sie etwa vom Dachverband Deutscher Heilpraktikerverbände vertreten wird. Wie aber sollten moderne Immunologie und Impfwissenschaft ohne Zellularpathologie auskommen?

Neben naturwissenschaftlichen Kenntnissen nutzt WOM auch relevante sozialwissenschaftliche, psychologische und psychotherapeutische Wissensbestände. Ein biologistischer

Erklärungs- oder Betrachtungs-Reduktionismus, wie er WOM nicht selten vorgeworfen wird, liegt keinesfalls in der Logik von Wissenschaftsorientierung. Auch das hat sich in der Pandemie gezeigt, während deren Fortschreiten immer mehr hilfreiche Daten etwa zu psychologischen Fragen rund um Pandemiewissen, Hygienemaßnahmen und Impfbereitschaft erhoben und eingebracht wurden.

Die zweite oben angeführte Erkenntnisstrategie ist die empirische Untersuchung von vermuteten Korrelationen zwischen Behandlungen und den erwünschten Erfolgen und unerwünschten Schadensrisiken. Zu diesem Zweck werden klinische Studien durchgeführt, die möglichst unverzerrte Daten liefern sollen, um einen Kausalzusammenhang zwischen Behandlung und Erfolg statistisch nahezulegen. Solche Studien liefern als solche keine Hinweise darauf, wie der Kausalzusammenhang ggf. erklärt werden kann; sie dienen nur der Identifizierung von Kausalzusammenhängen und der Messung ihrer Stärke. Die systematische Nutzung kontrollierter (und oft verblindeter und randomisierter) Studien, das Hauptanliegen der Evidenzbasierten Medizin (EbM), hat in den letzten Jahrzehnten erheblich zugenommen. Sie hat in zahllosen Bereichen, z.B. als Voraussetzung für die Zulassung von Arzneimitteln und Impfstoffen, eine erhebliche Verbesserung des Behandlungsniveaus der klinischen Medizin bewirkt – sei es durch positive oder negative Ergebnisse. Sie darf aber nicht dazu führen, statistische Korrelations-Belege ohne Bezug zu den konkreten Fragestellungen einzufordern. Ein aktuelles Beispiel hierfür ist eine Stellungnahme des EbM-Netzwerks vom September 2020, in der vor der Einführung einer Maskenpflicht und des Abstandhaltens zunächst aussagekräftige (randomisierte prospektive kontrollierte) Studien zu deren Wirksamkeit verlangt wurden. Hier legt die Alltagsvernunft nahe, in einer hochgefährlichen Pandemie unverzüglich auch auf Maßnahmen zu setzen, die sich in ähnlichen Situationen bewährt haben und plausibel scheinen.

Ein anderes Beispiel bietet diejenige Kritik an den neuen mRNA-Impfstoffen, die sich vehement gegen deren vermeintlich viel zu kurze Testphasen richtet. Dabei wird die komplementäre Bedeutung relevanter systematisch-theoretischer Wissensbausteine vollständig ausgeblendet: Hierzu zählen im besagten Zusammenhang eine Reihe generalisierbarer Kenntnisse über mRNA, Immunantworten oder Impf-Spätfolgen sowie über die hohe Letalität und hohen Schadenspotentiale von Covid-Infektionen. Die WOM-basierten Zulassungs- und Empfehlungsvorgaben für die heute zugelassenen Covid-Impfstoffe haben sich auch im Nachhinein als richtig erwiesen.

3. Öffentliche Verantwortung, Pluralismus und Sondermeinungen

Wissenschaftsorientierte Medizin verpflichtet alle an ihr Beteiligten auf eine Reihe von Werten im Umgang mit Wissensbeständen und Behandlungsempfehlungen. Sie klingen trivial, sind aber keineswegs selbstverständlich und umfassen Unvoreingenommenheit, Revisionsoffenheit, Wahrhaftigkeit, das Zurückstellen von Eitelkeiten und Eigeninteressen gegenüber dem Interesse am Wissenschaftsfortschritt sowie die Bereitschaft zum kollegialen Disput.

Als eine neuere Verantwortung von zunehmender Bedeutung hat sich in den letzten Jahrzehnten die wissenschaftliche – nicht zuletzt medizinische – Politikberatung entwickelt. Die Einschätzung der gesundheitlichen Risiken von Atomkraft-Nutzung, Schweinegrippe oder Ebola sind ältere Beispiele, von der Covid-19-Pandemie allerdings in den Schatten gestellt. Nie zuvor waren Expert:innen aus Virologie, Epidemiologie, Intensivmedizin oder Vakzinologie, aber auch Politologie, Rechtswissenschaften, Psychologie oder Medizinethik und -geschichte so häufig und zahlreich für Talkshows, Podcasts und politische Beratungsgremien angefragt wie seit März 2020. Dabei hat sich das Verhältnis von Wissenschaft und Politik bei allen Höhen und Tiefen als prinzipiell fruchtbar erwiesen. Auch hier sind Lernfortschritte zu verzeichnen, insbesondere was das Hinzuziehen der psychosozialen Fächer und der realen Praxis in die Entscheidungsfindung betrifft. Zugleich aber haben sich einige Probleme zugespitzt:

Erstens hat die Vielstimmigkeit der Expertenmeinungen zu vielen Fragen der Pandemie-Entwicklung und der erwartbaren Wirksamkeit von Gegenmaßnahmen das naive Bild wissenschaftlich homogener Ansichten erschüttert, welches viele Bürger zuvor gehabt haben mögen. Der auf diese Weise wohl deutlicher denn je ins öffentliche Bewusstsein getretene Pluralismus der Wissenschaftlermeinungen hat indes zwei Seiten: Unter Wahrung der oben angedeuteten Werte ist ein solcher Pluralismus mit seiner Offenheit für neue Daten, neue Deutungen und neue Debatten fraglos ein Fortschrittsmotor. Wo er jedoch von Dogmatismus infiltriert ist, wissenschaftlich nicht nachvollziehbare Erklärungsweisen zulässt oder in prinzipiellem Widerspruch zu soliden empirischen Daten steht, trifft das Gegenteil zu.

Zweitens wurde im Rahmen der Strategieentwicklung zur Pandemiebekämpfung in der Wahrnehmung einer kritischen Öffentlichkeit wiederholt von Wissenschaftler:innen (und auch Politiker:innen) der kategorische Unterschied zwischen Tatsachenurteilen und Bewertungen übergangen. Aus Infektionsraten, Todeszahlen oder prognostischen Modellierungen, so grundlegend wichtig sie für Entscheidungsfindungen sind, folgen aber eben per se noch keine Forderungen oder politischen Empfehlungen. Es müssen vielmehr Wertmaßstäbe etwa für Risikobewertungen und Zielvorgaben hinzukommen, die gerade nicht aus den Wissenschaften selbst kommen, sondern aus Recht, Moral und am Ende der politischen Konsensbildung.

Drittens haben offenbar die Befürworter von sogenannter Komplementär- und Alternativmedizin (KAM) einen nennenswerten Anteil an der gerade in Deutschland so prominenten Covid-19-Skepsis. Diese Skepsis wendet sich insbesondere gegen wissenschaftlich breit konsentierte Ansichten zur Entstehung und zur vergleichsweisen Gefährlichkeit der Covid-19-Pandemie sowie zur Vertrauenswürdigkeit von

Aussagen zur erwartbaren Effektivität und Sicherheit der mRNA-Impfstoffe.

4. Zur Rolle von sogenannter Komplementär- und Alternativmedizin in der Covid-19-Pandemie

Impfskepsis und Impfverweigerung stehen in einer langen Tradition wissenschaftsskeptischer oder feindlicher Haltungen (Christian/2021 und Thiessen/2021: im Netz). In Deutschland findet sich Impfskepsis bis hin zu Verschwörungsmythen überhäufig bei Nutzern und Anbietern von KAM. Dieser Zusammenhang ist empirisch in jüngster Zeit durch zwei Studien belegt: Zum einen belegten Lamberty/Imhoff (2018; im Netz) diese Beziehungen schon vor der Corona-Pandemie sowohl für Deutschland als auch die USA in einer Kombination von qualitativen und quantitativen Methoden. Mit einem ähnlichen Ansatz zeigten Frei/Nachtwey (2021; im Netz) für die Pandemiezeit in Baden-Württemberg eine auffallende Neigung zu Impfskepsis und Pandemie-Verleugnung bei Anhängern der Anthroposophie auf. Ohne den Einfluss von KAM-Anhängern quantifizieren zu können, zeigen diese Zusammenhänge zeitaktuell, welche Gefahren von KAM im Sinne der Boykottierung wissenschaftlicher Denk- und Handlungsweisen ausgehen. Anekdotisches Wissen über das Anbieten alternativer Covid-Therapien, über das Schüren von Impf-Misstrauen sowie das Anbieten von Impfstoff-Globuli gegen Corona oder von kostspieligen ‚Impfausleitungen' aus Teilen der KAM-Szene verstärken diesen Eindruck.

Frühere Memoranden des Münsteraner Kreises zur Homöopathie und zu Heilpraktikern haben insofern an Aktualität und Bedeutung gewonnen. Es ist überfällig, dass die Gesundheitspolitik darauf reagiert, dass – wie im Detail in den Memoranden gezeigt – KAM-Verfahren in vielfältiger Weise geadelt und geschützt werden und Einzug in die gesetzliche Krankenversicherung gefunden haben. Unverständlich und scharf zu kritisieren ist auch die Tatsache, dass zahlreiche Universitäten KAM-Verfahren – oft unter der irreführenden

Überschrift einer ‚Integrierten Medizin' – in das akademische Lehr- und Forschungsprogramm aufgenommen haben. Der Münsteraner Kreis erwartet von der Politik, dass sie sich zur Problematik von KAM-Verfahren (Homöopathie, Anthroposophische Medizin u.a.) jetzt endlich konsequent positioniert und – wie vom MK vorgeschlagen – zudem das Berufsbild des Heilpraktikers entweder ganz abschafft oder radikal überarbeitet.

5. Fazit

Wissenschaftsorientierte Medizin (WOM) ist ein weltweites Unterfangen, das auf ständige Verbesserung ärztlichen Tuns zum Wohle der Patient:innen angelegt ist. Ohne Frage ist sie dabei schon in der Vergangenheit außerordentlich erfolgreich gewesen und hat sich in der Covid-19-Pandemie im Ganzen außerordentlich bewährt. Die maßgeblichen Instrumente von WOM sind das Bemühen um das transparente, systematische und selbstkritische Verstehen von Krankheitsmechanismen und ihren Behandlungen in Kombination mit der empirischen Überprüfung von Behandlungswirksamkeiten. Wissenschaftsorientierung lässt sich ihrer Methodik wegen weder mit pseudomedizinischen Ansätzen vereinbaren, noch geben Wissenslücken oder Qualitäts- und Strukturmängel im medizinischen Alltag einen Anlass, die grundsätzliche Überlegenheit von WOM gegenüber allen anderen Konzeptionen von Patientenbehandlung zu relativieren.

4. Memorandum (2022) **Integrative Medizin**

Edzard Ernst, Hans-Georg Hofer, Claudia Nowack

Einführung

Die Zusammenführung von Alternativmedizin und konventioneller Heilkunde wird seit den 1990er Jahren zunehmend als Integrative Medizin (IM) bezeichnet und hat andere Termini dieses Bereichs weitgehend abgelöst. Heute ist IM in Deutschland auf allen Ebenen vertreten.

Die IM wird oft mit der These von dem ‚Besten beider Welten' charakterisiert. Eine allgemein anerkannte Definition der IM existiert jedoch nicht. Gängige Beschreibungen der IM betonen:

- die Kombination von konventionellen und komplementären Verfahren,
- die Ganzheitlichkeit im Verständnis der Heilkunde,
- die hohe Bedeutung der Arzt-Patienten Beziehung,
- die Hoffnung auf einen optimalen Therapieerfolg,
- die Fokussierung auf den Patienten,
- den hohen Stellenwert des Erfahrungswissens.

Bei genauerem Hinsehen zeigen die Beschreibungen der IM zahlreiche Ungereimtheiten. Es wird z.B. von ärztlicher Medizin gesprochen, aber auch betont, dass alle relevanten Berufe einbezogen würden. Es wird die wissenschaftliche Evidenz hervorgehoben, aber gleichzeitig betont, dass IM selbst Behandlungsweisen wie die Homöopathie inkludiere und lediglich durch Evidenz ‚geleitet', also nicht wirklich evidenzbasiert sei. Es wird behauptet, IM sei ‚ergänzend zur wissenschaftlich begründeten Medizin' zu verstehen; dies impliziert jedoch, dass IM selbst nicht wissenschaftlich begründet ist.

Die These vom ‚Besten beider Welten' beeindruckt viele. Was jedoch unter dem ‚Besten' zu verstehen ist, bleibt für IM unklar. Viele ihrer Ansprüche sind elementare Bestandteile *jeder* guten Medizin und können somit nicht zu ihren charakterisierenden Eigenschaften gezählt werden. Schließlich ist kaum zu übersehen, dass die Anhänger von IM diese als Vorwand benutzen, um unbewiesene oder widerlegte Verfahren in die konventionelle Medizin einzubringen. Entgegen anderslautenden Versprechungen hat IM kein erkennbares Potential zur Verbesserung der Medizin. Sie stiftet vielmehr Verwirrung und bringt Gefahren mit sich.

Vor diesem Hintergrund ist zu fordern, dass IM auf allen Ebenen kritisch hinterfragt wird.

1. Woher kommt der Begriff?

Der Begriff „Integrative Medizin“ (IM) kann in unterschiedliche medizinische Kontexte und Milieus zurückverfolgt werden.[12] Es lassen sich drei Verwendungsweisen erkennen, die nicht scharf voneinander abzugrenzen sind:

- Seit den späten 1940er Jahren wurde der Begriff IM im Zusammenhang mit psychiatrischen, psychosomatischen, psychosozialen und ganzheitlichen Ansätzen (*holistic health*) genannt; zunächst als Parallelbegriff zur psychosomatischen Medizin[13], später mit der Absicht, unterschiedliche Fachrichtungen (internistische, psychiatrisch-psychotherapeutische, sozialhygienische) zusammenzubringen.
- Seit den 1970er Jahren kam eine weitere Bedeutungskomponente hinzu: Vor dem Hintergrund des rasanten Aufschwungs psychologisch-therapeutischer Praktiken wurde der Begriff vor allem in den USA mit Gesundheitstechniken, Stressmanagement, Wellness und Lifestyle-Medizin assoziiert.[14] Zudem tauchte der Begriff

12) Überblick bei Jütte R. (2021): Integrative Medizin: Historische Perspektive, in: Brinkhaus, B., Esch, T. (Hrsg.): *Integrative Medizin und Gesundheit*, Berlin: MWV, 209–218.

13) Watson, R. I. (1949): *Readings in the Clinical Method in Psychology*, New York: Harper, 35: „much psychiatric teaching and practice [...] is variously called psychosomatic, conjoint, or *integrative medicine*“.

14) Taub, E.: Integrative Medicine: A Biosocial and Psychospiritual Approach to Health and Wellness (1980), URL: http://www.edward-

in heterodoxen medizinischen (v.a. spirituellen, parapsychologischen) Milieus auf – als *umbrella term* für eine „neue“ und „zukunftsweisende“ Medizin.[15]

- Seit den 1990er Jahren bezeichnet IM die Zusammenführung von Alternativmedizin und konventioneller Heilkunde, z.T. auch mit dem Anspruch, den Begriff „Komplementärmedizin“ abzulösen.

Die letztgenannte Begriffsprägung ist Gegenstand dieses Memorandums. Dabei befassen wir uns naheliegenderweise fast ausschließlich mit dem, was bei der versprochenen Zusammenführung zur konventionellen Medizin *hinzukommen* soll.

Das Konzept der versprochenen „Zusammenführung“ stammt aus den USA, hat jedoch auch Wurzeln in Großbritannien und im deutschsprachigen Raum. Einer der Pioniere war Andrew Weil, der 1996 ein universitäres Programm für IM an der University of Arizona, Tucson, etablierte.[16] Gezielte Förderung erfuhr die IM-Bewegung u.a. durch die *Bernard Osher Foundation*, die 1998 an der University of California, San Francisco, ein Zentrum für IM finanzierte. Weitere Einrichtungen folgten, darunter auch an der Harvard University in Boston (2001) und am Karolinska Institutet in

taubmd.com [2.9.2022]; Gordon, J. S., Rosenthal, R. F. (1984): *New Directions in Medicine: A Directory of Learning Opportunities*. Washington, DC: Aurora Associates, 175.

15) *First Congress on Integrative Medicine*, sponsored by the Academy of Parapsychology and Medicine and held in Tucson 1978, October 8-10; B. Towers: „The new paradigm is what I call Integrative Medicine.“ *The Teilhard Review* 24-26 (1989), VIII; Natelson, B. H. (1990): *Tomorrow's Doctors. The Path to Successful Practice in the 1990s*, New York: Insight Books, 113–129.

16) Maizes, V., Schneider, C., Bell, I., & Weil, A. (2002). Integrative medical education: development and implementation of a comprehensive curriculum at the University of Arizona. *Academic Medicine* 77, 851–860. Zu Weils IM-Ambitionen früh kritisch: Horton, R. (1997): Andrew Weil: working towards an integrated medicine. *The Lancet* 350 (9088), 1374.

Stockholm (2005). Die *Osher Collaborative for Integrative Health/Medicine* umfasst mittlerweile neun Zentren und hat das erklärte Ziel, der IM akademische Sichtbarkeit zu verschaffen.[17]

In den USA setzte sich der Terminus „Integrative Medicine" – mit suggestiven Parolen hinterlegt („the medicine of the new millennium"[18]) – relativ rasch durch. Dies zeigt sich beispielhaft an der wiederholten Umbenennung des *Office for Alternative Medicine* des NIH[19]:

- 1992 Office of Alternative Medicine (OAM)
- 1998 National Center for Complementary and Alternative Medicine (NCCAM)
- 2015 National Center for Complementary and Integrative Medicine (NCCIM)

Dieser Namenswandel lässt erkennen, dass eine kontinuierliche Aufwertung und größere Nähe zur konventionellen wissenschaftsorientierten Medizin gesucht wurden. Dabei sind die nachfolgend gelisteten Begriffe zwar inhaltlich nicht identisch, ähneln sich jedoch sehr und werden derzeit oft synonym gebraucht:

- Außenseitermedizin
- Alternativmedizin
- Komplementärmedizin
- Komplementäre und Alternative Medizin (KAM)
- Integrative Medizin (IM)

---

17) https://www.oshercollaborative.org/ [2.9.22].

18) Rees, L., Weil A. (2001): Integrated medicine (Editorial). *British Medical Journal* 322, 119–120; Weil, A (2000): The significance of integrative medicine for the future of medical education. *The American Journal of Medicine* 108, 441–443.

19) National Center for Complementary and Integrative Health (NCCIH) | National Institutes of Health (NIH) https://www.nih.gov/about-nih/what-we-do/nih-almanac/national-center-complementary-integrative-health-nccih. [2.9.2022].

In Großbritannien wird meist der Begriff „Integrated Medicine“ verwendet. Ihr prominentester Vertreter ist Charles III. Er gründete 1993 seine *Foundation for Integrated Health*, die 2010 im Zusammenhang mit Betrug und Geldwäsche geschlossen wurde,[20] um nur wenige Wochen später als *College of Medicine and Integrated Health* wieder aufzuerstehen.[21] Im Jahr 2001 veröffentlichte Charles ein Editorial im *British Medical Journal* mit dem Titel *The best of both worlds*, in dem er seine Ideen zur IM vorstellte:

> „Das Konzept der Integration [...] beginnt mit der Integration von Körper, Geist und Seele in jedem Individuum bis hin zur ganzheitlichen Entwicklung des ganzen Menschen [...]. Integrierte Medizin ist mehr als nur die Heilung von Krankheiten und Symptomen. Es geht darum, die individuelle Verantwortung für die eigene Gesundheit zu fördern.“[22]
>
> Im Deutschen hingegen wird als „Integrierte Medizin“ ein psychosomatisches Konzept von Thure von Uexküll bezeichnet, das Konstruktivismus, Systemtheorie und Semiotik verbindet.[23] Bei einigen aktuellen Ausprägungen der IM schwingen Elemente der Uexküllschen Lehre mit.

Zu den frühen Proponenten der IM im deutschsprachigen Raum (im Sinne des oben genannten dritten Begriffsverständnisses)

20) https://en.wikipedia.org/wiki/The_Prince%27s_Foundation_for_Integrated_Health. [2.9.2022]

21) Sample, I. (2010): College of Medicine born from ashes of Prince Charles's holistic health charity. *The Guardian*, August 2, 2010 [2.9.2022].

22) Personal Views: Prince Charles (2001): The best of both worlds. *British Medical Journal* 322, 181.

23) Uexküll, T., Geigges W., Plassmann R. (2002): *Integrierte Medizin*, Stuttgart: Schattauer. Uexküll, T (1981): *Integrierte psychosomatische Medizin. Modelle in Praxis und Klinik*, Stuttgart; Röder H (1988): Psychosomatische Medizin – eine Chance zur integrativen Medizin. *Zeitschrift für die gesamte Innere Medizin* 43, 29–33.

zählte der Internist Detlev G.S. Thilo-Körner, der 1992 die Zeitschrift *Forschende Komplementärmedizin* gründete. Er gebrauchte darin und in weiteren Artikeln den Begriff der „Integrativen Medizin“ ausdrücklich mit der Zielsetzung, „Schulmedizin“ und Naturheilkunde unter einem Dach zu verbinden.[24] 2009 schrieben die Mediziner Dobos und Michalsen zur Begründung und Verortung der IM:

> „Das eigentlich Neue an der Integrativen Medizin ist die Bereitschaft und das Bestreben der systemischen Erforschung naturheilkundlicher und komplementärer Verfahren und die Berücksichtigung der zugrunde liegenden ganzheitlichen Prinzipien in der komplexen therapeutischen Anwendung (also in der Verbindung mit ‚Schulmedizin‘)“.[25]

Solche Begründungsansätze sind in der neueren Medizingeschichte immer wieder vorgebracht worden; sie sind nicht neu, sondern bestenfalls unter dem Begriff der IM erneut aktuell geworden. Behauptungen wie diese ignorieren die historische Evidenz und zeigen sich, nebenbei, auch gänzlich unreflektiert gegenüber der Tatsache, dass ganz ähnliche Bestrebungen in der NS-Zeit im Rahmen der „Neuen Deutschen Heilkunde“ propagiert wurden.[26]

Ein weiteres Einfallstor für die IM war die Diskussion über „Pluralismus“ und „Pluralität“ in der Medizin.[27] 2008 wurden

---

24) z.B. Thilo-Körner D. (1992): Naturheilkunde in der „Integrativen Medizin“ – ihre Chance. *Therapeutikon* 6, 558–559.

25) Dobos G., Michalsen A. (2009): Warum wir die Integrative Medizin brauchen. Die konventionelle Medizin entfernt sich immer weiter von der Ganzheitlichkeit. *MMW – Fortschritte der Medizin* 151, 16.

26) Ernst E. (2001): ‚Neue Deutsche Heilkunde‘: complementary/ alternative medicine in the Third Reich. *Complementary therapies in medicine* 9 (1), 49–51; Grote L. R., Brauchle A. (1935): *Gespräche über Schulmedizin und Naturheilkunde*. Leipzig: Reclam, passim.

27) Matthiessen, P. F. (2008): Pluralität – auf dem Weg zu einer Integrativen Medizin? *Forschende Komplementärmedizin* 15, 248–250; Brinkhaus, B. et al. (2009): Fallkonferenz Integrative Medizin – Mo-

mit maßgeblicher Beteiligung deutscher Proponenten der erste *European Congress for Integrative Medicine* (ECIM) durchgeführt und 2011 die *European Society of Integrative Medicine* gegründet.[28]

2. Wie ist Integrative Medizin definiert?

Es existieren zahlreiche Definitionen von IM. Hier seien beispielhaft einige genannt:

> „IM ist eine heilungsorientierte Medizin, die die Beziehung zwischen Patient und Arzt in den Vordergrund stellt und das Beste der Komplementär- und Alternativmedizin mit dem Besten der Schulmedizin verbindet." (Andrew Weil[29])

> „Die Integrative Medizin verbindet konventionelle ärztliche Medizin und ärztliche Komplementärmedizin zu einem sinnvollen Gesamtkonzept. Ziel ist es, die individuell beste Therapie für den Patienten zu finden und Nebenwirkungen so weit wie möglich zu reduzieren. Die Integrative Medizin stellt den Patienten in den Mittelpunkt, orientiert sich an dessen individuellen Ressourcen und aktiviert die Selbstheilungskräfte. Ihre Stärke entfaltet sie insbesondere da, wo die konventionelle Akutmedizin an ihre Grenzen stößt: bei der Therapie chronischer Erkrankungen. Die Integrative Medizin ist durch wissenschaftliche Erkenntnisse geleitet. Dabei wird das zum Teil Jahrtausende alte

---

dell für die Zukunft. *Deutsche Medizinische Wochenschrift* 134, 207–208 [Kritische Repliken von E. Ernst und K. Engelhardt].

28) https://european-society-integrative-medicine.org/about/about-the-society/ Gründungsmitglieder: Dr. Anne Berghöfer, Prof. Benno Brinkhaus, Prof. Gustav Dobos, Prof. Thomas Keil, Prof. Andreas Michalsen, Dr. Michael Teut und Prof. Stefan N. Willich, erster Präsident der Gesellschaft (2011–2019).

29) Alschuler L., Chiasson A. M., Horwitz R., et al. (2022): Integrative medicine considerations for convalescence from mild-to-moderate COVID-19 disease. Explore (NY) 18, 140–148.

Erfahrungswissen komplementärmedizinischer Verfahren in qualitativ hochwertigen Studien wissenschaftlich aufgearbeitet und evaluiert und das Wissen über Möglichkeiten und Grenzen laufend weiterentwickelt." (Hufeland Gesellschaft[30])

„Integrative Medizin wird ebenfalls als Alternativmedizin bzw. Komplementäre Medizin bezeichnet … Allgemein definiert, lässt sie sich als ergänzende Medizin zu wissenschaftlich begründeten medizinischen Methoden verstehen. Diese umfasst beispielsweise unterschiedliche Heilpraktiken, homöopathische Behandlungen, Naturheilverfahren oder Entspannungstherapien, wie auch die Traditionelle Chinesische Medizin." (eine Deutsche Hochschulambulanz[31])

„Integrative Medizin meint die Praxis der Medizin, die die Bedeutung der Beziehung zwischen Arzt und Patient betont, sich auf die ganze Person fokussiert, sich auf Evidenz stützt und alle relevanten therapeutischen Möglichkeiten, Gesundheitsberufe und -disziplinen nutzt, um das [sic] optimale Gesundheit und Heilung zu erreichen." (Sommerakademie für Integrative Medizin Witten[32])

„Unter Integrativer Medizin verstehen wir das gemäss aktuellem Wissensstand korrekte Anwenden von schul- und komplementärmedizinischen Methoden durch ausgebildete und anerkannte Fachpersonen in einer stationären Einheit im Dialog mit den Patientinnen und Patienten." (Schweizer Klinikverband[33])

---

30) https://www.hufelandgesellschaft.de/integrative-medizin [2.9.2022].

31) https://www.hochschulambulanz-naturheilkunde.de/integrative_medizin/ [2.9.2022].

32) https://sommerakademie-witten.de/de/sommerakademie/ueber-uns [2.9.2022].

33) https://integrative-kliniken.ch/integrative-medizin/ [2.9.2022].

> „Die Integrative Medizin kombiniert Therapieverfahren der konventionellen und Komplementärmedizin und fokussiert auf biologische, psychologische, soziale und spirituelle Aspekte von Gesundheit und Krankheit ... Der Begriff Integrative Medizin geht weiter als der Begriff „Komplementärmedizin", weil er den Prozess der Integration komplementärer und schulmedizinischer Methoden in einem individuellen, für den Patienten optimalen Therapiekonzept beschreibt, soz. das ‚Beste aus 2 Welten' zur Gesundung und zum Wohle des Patienten. Man spricht von Integrativer Medizin, wenn konventionelle und komplementäre Konzepte in Diagnose und Therapie in Kombination eingesetzt werden." (GAMED – Wiener Internationale Akademie für Ganzheitsmedizin[34])

Weitere Aspekte und Forderungen der IM beziehen sich auf (i) die Integration von naturwissenschaftlich fundierter Medizin und Komplementärmedizin sowie der Erfahrungsheilkunde, (ii) die Berücksichtigung psychischer, sozialer und geistiger Aspekte, (iii) die Verbindung von Empirie und Theorie sowie von Theorie und Praxis, (iv) die Einbindung von Gesundheit und Krankheit in die Anforderungen der Umwelt, und (v) Anerkennung der Tatsache, dass der Mensch nicht aus voneinander unabhängigen Teilen besteht, sondern aus funktioneller Sicht als emergentes, komplexes System zu betrachten ist.[24]

Aus diesen und anderen Definitionen lassen sich einige Merkmale extrahieren, die die IM kennzeichnen sollen. Allen voran stehen die als fortschrittlich propagierte *Kombination von konventionellen und komplementären Verfahren („zweier Welten")* sowie die *Ganzheitlichkeit im Verständnis der Heilkunde*. Weitere, in den Definitionen wiederholt genannte Charakteristika sind:

- die hohe Bedeutung der Arzt-Patienten Beziehung,
- die Hoffnung auf einen optimalen Therapieerfolg,

34) https://www.gamed.or.at/de/Ganzheitsmedizin-Begriffe Definitionen-IntegrativeMedizin [2.9.2022].

- die Fokussierung auf den Patienten,
- der hohe Stellenwert des Erfahrungswissens,
- die Bedeutung der wissenschaftlichen Evidenz.

Zugleich tauchen in diesen Definitionen bereits offensichtliche Ungereimtheiten und Widersprüche auf:

- Es wird von ärztlicher Medizin gesprochen, aber auch betont, dass alle relevanten Berufe einbezogen würden.
- Es wird die wissenschaftliche Evidenz hervorgehoben, aber gleichzeitig betont, dass IM selbst Behandlungsweisen wie die Homöopathie inkludiere und lediglich durch Evidenz ‚geleitet' (also nicht wirklich evidenzbasiert) sei.
- Einerseits wird behauptet, IM sei ‚ergänzend zur wissenschaftlich begründeten Medizin'; das impliziert andererseits aber auch, dass IM selbst eigentlich nicht wissenschaftlich begründet ist.
- Die These vom ‚Besten beider Welten' beeindruckt insbesondere medizinische Laien. Wenn man jedoch nachforscht, was unter dem ‚Besten' zu verstehen ist, stellt man fest, dass dieser Begriff nicht annähernd so wie in der konventionellen Medizin interpretiert wird.

Auffallend ist ferner, dass viele Ansprüche der IM elementare Bestandteile *jeder* guten Medizin sind. Zum Beispiel ist jede gute Heilkunde:

- ganzheitlich
- um eine gute Arzt-Patienten Beziehung bemüht
- heilungsorientiert
- patientenzentriert
- auf Reduzierung von Nebenwirkungen ausgerichtet
- bemüht, optimale Gesundheit zu erzeugen.

3. Gründe für die Anwendung „integrativer“ Medizinkonzepte durch Ärzte

Einige Umfragen versuchen, die Gründe für die Anwendung von IM durch Ärzte zu beleuchten.[35] In Interviews werden Gründe genannt wie nachgewiesene Unbedenklichkeit und Wirksamkeit der Behandlungsweisen, mehr Zeit, um eine gute Arzt-Patient-Beziehung aufzubauen, Nutzung aller Therapieoptionen, eigene Unzufriedenheit mit konventioneller Medizin, Patienten-Präferenzen, Wunsch nach humaner und ganzheitlicher Medizinpraxis sowie persönliche Erfahrung. Interviews bilden allerdings Einstellungen, Meinungen und Motive nicht in ihrer Komplexität und unabhängig von ihrer sozialen Erwünschtheit ab. Somit bleibt Raum, um mögliche, den geäußerten Gründen zugrundeliegende Ursachen und Anreize anzunehmen.

Naheliegend wären:

- Unzureichende Ausbildung in Wissenschaftsmethodik
- Fehlendes Wissen über kognitive Verzerrungen
- Mangelnde Fundiertheit und Praxisferne der an Universitäten vermittelten psychosomatischen Modelle
- Fehlende Möglichkeiten, mit dem evidenzbasierten Wissenszuwachs Schritt zu halten
- Vergütungsstrukturen, die wissenschaftsorientierte Recherchearbeit und Zeitaufwand für Kommunikation nicht honorieren
- Zusätzliche und vergleichsweise lukrative Vergütung für KAM-Zeiteinsatz („Das Beste aus beiden Welten“)
- Polypragmatischer Umgang mit knappen Zeitressourcen
- Marketing mit nachgefragten Alleinstellungsmerkmalen
- Defizite bei industrieunabhängiger Forschung

35) Übersicht bei Ernst, E. (2022): What motivates a doctor to work as an integrative medical practitioner? https://edzardernst.com/2022/05/what-motivates-a-doctor-to-work-as-an-integrative-medical-practitioner/ [2.9.2022].

  - Kaum Forschung zu nichtmedikamentösen und unaufwändigen Verfahren[36]
  - Mangelnde Objektivität[37] und Integrität[38]
- Wahrnehmung von KAM-Produkten als bessere Alternative zu „Big Pharma“.

4. Zur Präsenz der Integrativen Medizin auf diversen Ebenen

4.1. Medizinische Zeitschriften

Inzwischen gibt es eine Vielfalt von medizinischen Zeitschriften, die sich dezidiert der IM widmen und dies bereits mit ihrem Namen zu erkennen geben. Hier einige Beispiele:

- Journal of Integrative Medicine (Elsevier)
- Chinese Journal of Integrative Medicine
- Journal of Integrative Medicine (Science Press)
- Journal of Evidence-Based Integrative Medicine
- Journal of Integrative and Complementary Medicine
- Journal of Alternative, Complementary & Integrative Medicine
- Integrative Medicine Research
- Advances in Integrative Medicine
- Integrative Cancer Therapies

---

36) Liberati, A.; Vineis, P. (2004): Introduction to the symposium: what evidence based medicine is and what it is not. *Journal of medical ethics* 30, 120; https://jme.bmj.com/content/medethics/30/2/120.full.pdf [2.9.2022].

37) Vgl. den Vortrag von Becker-Brüser, W. (2009): Objektive Forschung der Pharmaindustrie ist nicht möglich, IQWiG, 27. November 2009; https://www.iqwig.de/veranstaltungen/2009-11-27_becker-brueser_objektive_forschung_ist_nicht_moeglich.pdf?rev=117386 [2.9.2022].

38) Goldacre, B. (2013): *Die Pharma-Lüge. Wie Arzneimittelkonzerne Ärzte irreführen und Patienten schädigen*. Köln: Kiepenheuer & Witsch.

- Indian Journal of Integrative Medicine
- Journal of Ayurveda and Integrative Medicine
- European Journal of Integrative Medicine

4.2. Wissenschaftliche Publikationen

Eine PubMed-Suche mit dem Suchbegriff ‚integrative medicine' (2/9/2022) ergibt Folgendes:

- 61.358 Artikel zu IM
- Seit etwa 2012 exponentieller Anstieg
- Im Jahr 2021: 10.157 Artikel zu IM (zum Vergleich 'complementary medicine': 13.086)

4.3. Praxis

Wenn man im Internet nach Kliniken und Praxen für IM sucht – eine simple Suche mit Google ergibt über 500 Webseiten im deutschen Sprachraum –, so stellt man fest, dass unter diesem Banner jede nur erdenkliche alternative Behandlungsform angeboten wird. Die bei einer Google-Suche der Autoren (2/4/2022) zuerst genannte Praxis[39] kann als ein typisches Beispiel dienen. Es werden dort folgende alternativen Verfahren angeboten:

- Anthroposophische Medizin
- Biographiearbeit
- Bioresonanz
- Homöopathie
- Kraniosakraltherapie
- Misteltherapie
- Strophanthin
- Vitamin C-Infusionen

39) Praxis für Integrative Medizin – Leistungsspektrum: https://www.praxis-fuer-integrative-medizin.eu/

- Analyse des Vegetativen Nervensystems (ohne Nennung der Verfahren).

4.4. Laienpresse und Internet

Im deutschen Sprachraum erscheinen derzeit zahllose Artikel in der Laienpresse und im Internet zur IM. Die große Mehrzahl dieser Artikel steht der IM unkritisch gegenüber. Oft werden Binsenweisheiten über gesundheitsförderliches Verhalten und Wellness unter dem Label IM präsentiert (Bsp.[40]), oder es werden Ärzte, die IM propagieren, in Interviews ohne jede kritische Frage porträtiert und ihre Thesen von vornherein akzeptiert.[41]

Es überwiegen die weithin *konsensfähigen Elemente und Schlagwörter* wie „der Patient im Mittelpunkt", „Aktivierung der Patientenressourcen", Verhaltensmodifikation und Stressreduktion, während kritikwürdige Aspekte wie mangelnder objektiver (Zusatz-)Nutzen bei fehlender Evidenz, Willkürlichkeit und Lukrativität von Interventionen kaum thematisiert werden. Dass IM alternativmedizinische Ansätze nicht ausschließlich, sondern „ergänzend" zu moderner konventioneller Medizin einsetzen will, wirkt dabei wie eine Art Absicherung.

Die namentlich benannten integrativ arbeitenden Ärzte werden im Vergleich zu den konventionell tätigen (mit ihren vermeintlich einseitigen und unvollständigen Konzepten) als die reflektierteren, fortschrittlicheren und wissenschaftlicheren Kollegen präsentiert. Selbstverständlichkeiten wie „Ganzheitlichkeit", „Individualisierte Medizin", „Sanftes Heilen" oder der Fokus auf „Wechselwirkungen von Körper und

---

40) https://www.brigitte.de/woman/gesundheit/gesund-bleiben/integrative-medizin--achtsam-sein---nicht-fanatisch-10220464.html [2.9.2022].

41) z.B. https://www.focus.de/gesundheit/ratgeber/naturheilkunde/integrative-medizin-notfallaerztin-setzt-homoeopathie-in-der-akutversorgung-ein_id_10765157.html [2.9.2022] sowie https://www.beobachter.ch/gesundheit/medizin-krankheit/integrative-medizin-wenn-schulmedizin-allein-nicht-ausreicht [2.9.2022].

Psyche“ werden dabei als Alleinstellungsmerkmale der IM dargestellt, durch die sie sich positiv von der stets ergänzungsbedürftigen „Schulmedizin“, „Apparatemedizin“ oder „konventionellen Medizin“ abhebe.

Die Kontrastierung von „Schulmedizin“ und IM sowie eine oberflächliche Ablehnungs- oder Vorwurfshaltung gegenüber der konventionellen Medizin bilden das gemeinsame Element dieser Darstellungen. Einzelfallberichte bieten sich dem Medienkonsumenten als kognitive Ausgangspunkte von Verfügbarkeitsheuristiken[42] an, welche eine verzerrte Wahrnehmung und Beurteilung von Erfolgsaussichten begünstigen; Statistiken beziehen sich allenfalls auf die Nachfrage nach IM, nicht jedoch auf ihre Erfolgswahrscheinlichkeit.

Solche Publikationen beschränken sich im Übrigen nicht auf die Ratgeberseiten von Printmedien, sondern sind auch in vielfältigen Varianten über das Internet abrufbar.[43] Dabei bleibt teilweise die Quelle der Informationen im Dunklen.[44]

4.5. Forschung

In jüngerer Zeit haben zahlreiche ‚wissenschaftliche‘ Tagungen zur IM stattgefunden. Die publizierten Abstracts des Internationalen Kongresses für Integrative Medizin (ICIMH, Las Vegas) im Jahr 2016 boten die Gelegenheit, zu prüfen, welche Themen auf einer Tagung für IM diskutiert werden.[45]

---

42) Tversky A.; Kahneman D. (1973): Availability: A heuristic for judging frequency and probability. *Cognitive Psychology* 5, 207–232. DOI: https://doi.org/10.1016/0010-0285(73)90033-9

43) z.B. https://www.bild.de/video/clip/medizin/diagnose-krebs-integrative-medizin-34689558.bild.html [2.9.2022].

44) z.B. steht im Impressum der Website https://www.hochschulambulanz-naturheilkunde.de/impressum [2.9.2022] keineswegs eine Hochschule, sondern ein (un-)gewisser Herbert Meyer auf den Seychellen.

45) Ernst, E.: Integrative medicine: one of the most colossal deceptions in healthcare today (23/5/2016):

Die rund 400 Abstracts des besagten Kongresses befassten sich mit Geist-Körper-Therapien (49 Beiträge), Akupunktur (44), Kräutermedizin (37), Integrativer Medizin (36), Chiropraktik und anderen manuellen Verfahren (26), TCM (19), methodischen Fragen (16), Tierexperimenten und präklinischen Untersuchungen (15), Tai-Chi (5) sowie weiteren diversen Themen. In den 36 Abstracts zur IM ging es meist um die Anwendung alternativer Therapien als Ergänzung zu konventionellen Behandlungen. Sie konzentrierten sich auf die verwendeten alternativen Therapien und kamen ohne Ausnahme zu dem Schluss, dass IM gute Ergebnisse zeitigte. Keiner dieser Abstracts diskutierte die IM und ihre Annahmen kritisch. Kein Abstrakt thematisierte ein spezifisches konventionelles Verfahren.

Auf der wissenschaftlichen Ebene geht es bei der IM also nicht um das „Beste aus beiden Welten"; es geht ausschließlich um alternative Therapien, die von den Befürwortern der IM in die konventionelle Medizin eingeschleust werden sollen.

4.6. Universitäten

Die Zahl der universitären Einrichtungen für IM ist im deutschen Sprachraum deutlich gestiegen. Die Webseite der *Hufeland Gesellschaft* bietet eine Übersicht zu den Professuren und Lehrstühlen mit universitärer Verankerung der IM, die wir hier abbilden:[46]

Charité Berlin:

Professur	*Schwerpunkt*
Benno Brinkhaus	Stiftungsprofessur für Naturheilkunde
Harald Matthes	Stiftungsprofessur für Anthroposophische und Integrative Medizin
Andreas Michalsen	Stiftungsprofessur für klinische Naturheilkunde

46) Hufelandgesellschaft – Ausbildung: Integrative Medizin an der Universität [2.9.2022].

Georg Seifert	Stiftungsprofessur für Integrative Medizin in der Kinderheilkunde

Universität Duisburg-Essen:

Professur	*Schwerpunkt*
Gustav J. Dobbs	Lehrstuhl für Naturheilkunde an den UniversitätsklinikenDuisburg-Essen
Jost Langhorst	Stiftungslehrstuhl für Integrative Medizin (Schwerpunkt Translationale Gastroenterologie der Universität Duisburg-Essen, Klinikum am Bruderwald in Bamberg)

Universität Freiburg:

Professur	*Schwerpunkt*
Roman Huber	Uni-Zentrum Naturheilkunde

Universität Rostock:

Professur	*Schwerpunkt*
Karin Kraft	Lehrstuhl für Naturheilkunde an der Klinik und Poliklinik für Innere Medizin

Universität Witten/Herdecke:

Professur	*Schwerpunkt*
David Martin	Lehrstuhl für Medizintheorie, Integrative und Anthroposophische Medizin
Arndt Büssing	Lehrstuhl für Lebensqualität, Spiritualität und Coping
Tobias Esch	Lehrstuhl für Integrative Gesundheitsversorgung / Gesundheitsförderung

Universität Hamburg:

Professur	*Schwerpunkt*
Matthias Rostock	Stiftungsprofessur Komplementär medizin in der Onkologie am Universitären Cancer Center des Universitätsklinikums Hamburg-Eppendorf

Dieselbe Quelle offeriert auch eine Liste der **Hochschulambulanzen für IM** (deren jeweilige Schwerpunkte allerdings nicht durchgängig korrekt wiedergegeben sind):

- Zentrum für Naturheilkunde am Immanuel Krankenhaus Berlin (Schwerpunkte: Klassische Naturheilverfahren, Ayurveda, TCM)
- Charité Ambulanz für Prävention und Integrative Medizin Berlin - CHAMP (Schwerpunkte: Klassische Naturheilverfahren, Akupunktur, Homöopathie)
- Institut für Naturheilkunde, Traditionelle Chinesische und Indische Medizin Kliniken Essen-Mitte (Schwerpunkte: Klassische Naturheilverfahren, TCM, Indische Medizin)
- Hochschulambulanz für Naturheilverfahren, Klinik und Poliklinik für Innere Medizin Rostock (Schwerpunkte: Klassische Naturheilverfahren, Phytotherapie, Akupunktur, Neuraltherapie)
- Unizentrum Naturheilkunde am Universitätsklinikum Freiburg (Schwerpunkte: TCM, Anthroposophische Medizin, Klassische Naturheilverfahren, Homöopathie)
- Universitätsambulanz für Integrative Gesundheitsversorgung und Naturheilkunde Witten-Herdecke (Schwerpunkte: Integrative Behandlung insbesondere von Patienten mit chronischen und komplexen Erkrankungen (Ernährung, Bewegung, Motivation zur Lebensstiländerung))

- Ambulanz für Naturheilkunde und Integrative Onkologie, Friedrich-Schiller-Universität Jena (Schwerpunkte: Klassische Naturheilverfahren, TCM, Neuraltherapie, Manuelle Therapie)

5. Analyse der Validität der Konzepte der Integrativen Medizin

Die Definitionen von IM sind uneinheitlich, haben sich in den letzten Jahren mehrmals gewandelt und sind voller Ungereimtheiten (siehe oben); schon diese Tatsache ist offenkundig problematisch. Wir sind jedoch an dieser Stelle mehr daran interessiert, für eine Validitäts-Analyse der IM deren aktuellste und wohl auch einflussreichste „Definition" heranzuziehen. Sie entstammt dem *Andrew Weil Center for Integrative Medicine* der University of Arizona[47] und wird in der einschlägigen Literatur derzeit als Standard präsentiert:[48]

> „Integrative Medizin ist definiert als eine heilungsorientierte Medizin, die den ganzen Menschen, einschließlich aller Aspekte des Lebensstils, berücksichtigt. Sie betont die therapeutische Beziehung zwischen Behandler und Patient, ist Evidenz-informiert und bedient sich aller geeigneten Therapien."

Die Fragwürdigkeit des IM-Konzepts lässt sich in der Analyse dieser „Definition" exemplarisch aufzeigen:

---

47) "Integrative Medicine (IM) is healing-oriented medicine that takes account of the whole person, including all aspects of lifestyle. It emphasizes the therapeutic relationship between practitioner and patient, is informed by evidence, and makes use of all appropriate therapies." *Andrew Weil Center for Integrative Medicine*: What is Integrative Medicine? [2.9.2022].

48) Alschuler L, Chiasson AM, Horwitz R, Sternberg E, Crocker R, Weil A, Maizes V. (2022): Integrative medicine considerations for convalescence from mild-to-moderate COVID-19 disease. *Explore* (NY) 18, 140-148. DOI: https://doi.org/10.1016/j.explore.2020.12.005.

- IM *ist eine heilungsorientierte Medizin*: Heilung ist das, worauf jede Art der Medizin ausgerichtet sein sollte. Die vermeintliche Heilungsorientiertheit der IM ist also kein Merkmal, das diese von anderen Formen der Heilkunde unterscheidet.
- IM *berücksichtigt den ganzen Menschen*: Hiermit wird insinuiert, dass die konventionelle Medizin nicht ganzheitlich sei. Jedoch sollte jede Medizin ganzheitlich sein, und wenn ein Bereich der Gesundheitsversorgung nicht den ganzen Menschen berücksichtigt, wäre er daher zu reformieren. Die Schaffung eines neuen Zweiges der Medizin, also der IM, der vorgibt ein Monopol auf Ganzheitlichkeit zu haben, kann diesen Prozess nur behindern.
- IM *schließt alle Aspekte des Lebensstils ein*: Auch konventionelle Ärzte sollten die *relevanten* Aspekte des Lebensstils ihrer Patienten berücksichtigen. Wenn z.B. ein Patient mit Claudicatio intermittens (intermittierendem Hinken aufgrund einer Durchblutungsstörung der Beine) von Beruf Briefträger ist, wird ihn seine Erkrankung deutlich anders treffen als einen Patienten, der täglich am Schreibtisch sitzt. Dementsprechend muss der Arzt auch anders handeln. Alle Aspekte des Lebensstils einzuschließen, ist weder sinnvoll noch nötig und impliziert, dass IM-Vertreter das Wichtige nicht vom Trivialen trennen.
- IM *betont die therapeutische Beziehung*: Hier wird insinuiert, dass konventionelle Mediziner die therapeutische Beziehung nicht wertschätze. Die therapeutische Beziehung ist aber ein elementarer Grundpfeiler jeder adäquaten medizinischen Ausbildung und Praxis. Die Annahme, dass nur IM-Ärzte sie betonen, ist somit irreführend.
- IM *ist evidenz-informiert*: Hier zeichnet sich ein bedeutungsvoller Unterschied zwischen IM und konventioneller Medizin ab. Während die konventionelle Medizin auf Evidenz *basiert*, gibt sich die IM lediglich *informiert* durch die Evidenz. Dieser Unterschied ist fundamental, denn er erlaubt es IM-Vertretern, sogar widerlegte Ver-

fahren einzusetzen. Die Evidenz zur Homöopathie z.B. zeigt nicht, dass sie wirksam ist.[49] Da die IM nur evidenzinformiert ist, wird die Homöopathie in der IM dennoch bedenkenlos eingesetzt (s.o.). Der Terminus „evidenzinformiert" entpuppt sich also als eine Art Freibrief, der es IM-Vertretern erlaubt, auch widerlegte Verfahren zu verwenden.

- IM *bedient sich aller geeigneten Therapien*: Dieser Satz insinuiert, dass konventionelle Mediziner sich nicht aller „geeigneten" Behandlungsformen bedienen würden. Das ist jedoch nur dann richtig, wenn man auch widerlegte Verfahren – z.B. Homöopathie – als „geeignet" einstuft. Falls man jedoch unter „geeigneten Therapie" nur Behandlungsweisen versteht, die belegbar mehr Nutzen als Schaden bringt, wird dieser Satz unrichtig.

Unsere knappe Analyse der „Standarddefinition" von IM zeigt, dass diese mit impliziten Voraussetzungen, trivialen Feststellungen, falschen Kontrastierungen und Strohmann-Argumenten arbeitet, die bei den Adressaten positive Assoziationen hervorrufen sollen, einer kritischen Prüfung jedoch nicht standhalten.

6. Analyse der derzeitigen Praxis der Integrativen Medizin

Die oben genannte Liste der Verfahren, die von deutschen der IM zugeneigten Ärzten angeboten werden, ließe sich nahezu endlos erweitern. Jede aus der Alternativmedizin bekannte Behandlungsform scheint hier auf, egal wie wenig überzeugend die dazu gehörige Evidenz auch sein mag. Die oben bereits erwähnte Hochschulambulanz bekennt sich z.B. zu folgenden Therapien:

- Homöopathie

49) Ernst, E. (2016): *Homeopathy – The Undiluted Facts: Including a Comprehensive A-Z Lexicon*, Cham: Springer. DOI: 10.1007/978-3-319-43592-3.

- Osteopathie
- Akupunktur
- Naturheilkunde
- Erfahrungsmedizin

Eine rezente Umfrage an 1323 Eltern fand, dass 40 % von ihnen IM für ihre Kinder genutzt hatten. Die Homöopathie wurde am häufigsten eingesetzt, gefolgt von Osteopathie und Phytotherapie.[50] Die wiederholte Nennung der Homöopathie macht deutlich, dass es sich bei der IM um keine sinnvolle Strategie zur Optimierung des Therapieerfolgs handelt. Allzu oft verbirgt sich hinter der IM eine Lockvogeltaktik: Geworben wird mit Ganzheitlichkeit, Fokussierung auf den Patienten etc. Letztlich handelt es sich aber darum, dubiose und dabei lukrative Verfahren an irregeführten Patienten anzuwenden.

7. Gefahren der Integrativen Medizin

Das IM-Konzept wird von seinen Befürwortern als durchgehend positiv dargestellt. Es wird suggeriert, dass alle erforderlichen konventionellen Behandlungen angewandt würden und die hinzukommenden Komplementärverfahren natürlich, harmlos und nebenwirkungsarm seien. Dieses Bild täuscht.

7.1. Direkte Gefahren

Anders als oft behauptet, sind viele der in der IM verwendeten Komplementärverfahren mit Nebenwirkungen und Komplikationen belastet. Hier seien nur einige Beispiele genannt.

50) Anheyer, D., Koch, A. K., Anheyer, M., Amarell, C., Eckert, M., Dobos, G., & Cramer, H. (2021). Integrative pediatrics survey: Parents report high demand and willingness to self-pay for complementary and integrative medicine in German hospitals. *Complementary Therapies in Medicine* 60, 102757.

- Akupunktur: Akupunkturnadeln können im Gewebe abbrechen und lebenswichtige Organe verletzen. Zahlreiche Todesfälle sind bekannt geworden.[51]
- Chirotherapie/Osteopathie: Manipulationen der oberen Wirbelsäule können eine Dissektion der Vertebralarterie verursachen. Zahlreiche Todesfälle sind berichtet worden.[52]
- Naturheilkunde: Phytotherapeutika können toxische Substanzen enthalten. Auch hier sind zahlreiche Organschäden bis hin zu Todesfällen bekannt geworden.[53]

Das oft vorgebrachte Argument, dass ernste Zwischenfälle nach IM echte Raritäten seien, trifft nicht zu. Erstens gibt es kein Überwachungssystem, das verlässliche Inzidenzen zu Nebenwirkungen liefern könnte. Zweitens ist nicht das absolute Risiko einer Therapie relevant, sondern ihre Nutzen-Risiko-Bilanz, die bei diesen Verfahren durchweg fraglich ist.

7.2. Indirekte Gefahren

Der Einwand, dass doch zumindest einige Verfahren (z.B. die Homöopathie) risikofrei seien, ist ebenfalls in mehrfacher Hinsicht problematisch. Mit unwirksamen Therapien kann der

---

51) Ernst E. (2011). Fatalities after CAM: an overview. *The British Journal of General Practice 61*, 404–405; Endres, H. G., Molsberger, A., Lungenhausen, M., & Trampisch, H. J. (2004): An internal standard for verifying the accuracy of serious adverse event reporting: the example of an acupuncture study of 190,924 patients. *European Journal of Medical Research* 9, 545–551.

52) Ernst E. (2010). Deaths after chiropractic: a review of published cases. *International Journal of Clinical Practice 64*, 1162–1165; Gouveia, L. O., Castanho, P., & Ferreira, J. J. (2009): Safety of chiropractic interventions: a systematic review. *Spine 34*, E405–E413.

53) Posadzki, P., Watson, L. K., & Ernst, E. (2013): Adverse effects of herbal medicines: an overview of systematic reviews. *Clinical Medicine* (London) *13*, 7–12; Skalicka-Woźniak, K., Georgiev, M. I., & Orhan, I. E. (2017): Adulteration of herbal sexual enhancers and slimmers: The wish for better sexual well-being and perfect body can be risky. *Food and Chemical Toxicology 108* (Pt B), 355–364.

Einsatz wirksamer Verfahren verpasst oder verzögert werden. Es gibt seriöse Studien, die aufzeigen, dass Krebs-Patienten, die IM anwenden, eine deutlich verkürzte Lebenserwartung haben.[54] Auch kann auf diese Weise das Leiden kranker Menschen unnötig verlängert werden. Und schließlich vergeuden Verfahren ohne Wirksamkeit Zeit und Ressourcen von Patienten.

7.3. Unterminierung der Evidenzbasierten Medizin

IM beruft sich, wie gezeigt, nicht selten explizit auf das EbM-Konzept[55] mit seinen Elementen der „wissenschaftlichen Erfahrung/Studien", der „ärztlichen Erfahrung" und der „Patientenpräferenzen". Durch kleine Bedeutungsverschiebungen dieser EbM-Säulen wird das Konzept für die IM passend gemacht[56]: „Best available external clinical evidence from systematic research" verkommt zu „Studien" ohne Berücksichtigung der Apriori-Wahrscheinlichkeit aufgrund von Grundlagenforschung. „Proficiency and judgment that individual clinicians acquired through clinical experience and clinical practice" wird zu nicht näher qualifizierter „ärztliche Erfahrung" abgeschwächt. Und wenn es um die als besonders wichtig betonten „Präferenzen und Rechte der PatientInnen" geht, dürfte klar sein, dass diese Präferenzen in hohem Maße durch die IM-affine Darstellung der empfohlenen und der alternativen Behandlungsmöglichkeiten geprägt werden.

Wissenschaftsorientierter Medizin ist es gewissermaßen ins Programm geschrieben, blinde Flecken, Spektrumsbeschränkungen und Versäumnisse durch einen wissenschaft-

54) Ernst, E. (2021) *So-Called Alternative Medicine (SCAM) for Cancer*, Cham: Springer. DOI: https://doi.org/10.1007/978-3-030-74158-7.

55) Sackett, D. L., Rosenberg W. M., Gray J. A., Haynes R. B., Richardson W. S. (1996): Evidence based medicine: What it is and what it isn't. *British Medical Journal* 312, 71–72. DOI 10.1136/bmj.312.7023.71.

56) Hufelandgesellschaft (2018): Hintergrundpapier Integrative Medizin [2.9.2022].

lichen Prozess kontinuierlich zu verbessern. Dieser Prozess funktioniert nicht immer gut. Aber die von der IM propagierte weitgehend unregulierte und wirre Parallelwelt schafft hier nichts als zusätzliche Probleme. So werden die Bemühungen seriöser Forscher um Einbeziehung wenig verbreiteter wissenschaftlich entwickelter und überprüfter Verfahren im IM-Kontext dadurch *ad absurdum* geführt, dass neben solche auch wissenschaftlich unhaltbare Elemente mit demselben Anspruch auf Anwendung treten. Deutlich zeigt sich das Phänomen der Unterminierung der EbM auch in der unter IM-Ärzten verbreiteten Impfskepsis, wie etwa eine Umfrage unter US-amerikanischen IM-Ärzten zeigte.[57]

Die IM-These vom ‚Besten beider Welten' scheint auf den ersten Blick der EbM nahe zu stehen. Bei genauerem Hinsehen zeigt sich jedoch, dass der Schein trügt. Da unter dem ‚Besten' nicht (wie in der EbM) Verfahren verstanden werden, die nachweislich mehr Nutzen als Schaden bringen, entpuppt sich die These als eine Unterminierung rationalen Denkens und Handelns in der Medizin.[58] Die „zweite" Welt, in der Praktiken mit fraglicher oder fehlender Wirksamkeit angeboten und genutzt werden, entspricht der Grundidee der EbM mitnichten.

8. Konklusionen

Der Begriff „Integrative Medizin" (IM) hat sich heute international durchgesetzt und die ihrerseits problematischen Bezeichnungen wie Komplementär- oder Alternativmedizin weitgehend abgelöst. Parallel zu diesem Substitutionsprozess zeigen sich Tendenzen, die IM auch in die universitäre Medizin

57) Im Vergleich zu ihren konventionellen Kollegen rieten IM-Ärzte signifikant seltener zum Impfen von Kindern: Nur 44% der befragten und antwortenden IM-Ärzte befürworteten das Impfen und von dieser Gruppe folgten nur 75% dem vorgeschriebenen Impfplan: Buehning, L. J., & Peddecord, K. M. (2017): Vaccination Attitudes and Practices of Integrative Medicine Physicians. *Alternative Therapies in Health and Medicine 23*, 46–54.

58) Ernst E. (2004): Disentangling Integrative Medicine. *Mayo Clinic Proceedings 79*, 565–566.

hineinzutragen. Neben der Stärkung der ‚Ganzheitlichkeit' im Verständnis der Heilkunde wird apodiktisch behauptet, die Kombination von konventionellen und komplementären Verfahren (‚Das Beste aus beiden Welten') sei ein zentrales Charakteristikum der IM. Es existieren zudem zahlreiche Konzepte und Definitionen der IM, deren Inhalte und Ansprüche jedoch weder neu noch überzeugend, sondern irreführend sind.

Alle Kunstbegriffe – von Alternativ- und Komplementärmedizin über Naturheilkunde und Anthroposophische Medizin bis zu Integrierter oder Integrativer Medizin – unterstellen, es gäbe neben der konventionellen Medizin eine sinnvolle „zweite Welt". Unbestreitbare Probleme und Defizite in der Praxis der wissenschaftsorientierten Medizin, die sich aus teilweise inadäquaten Rahmenbedingungen und strukturellen Verzerrungen ergeben, können jedoch nicht durch (zusätzliche) Alternativverfahren gelöst werden, die keinerlei Nachweise ihrer Wirksamkeit erbringen müssen. Vielmehr sollten diese Probleme *innerhalb und mit den Mitteln der wissenschaftsorientierten Medizin* angegangen und gelöst, nicht aber durch ineffektive Parallelstrukturen verschleiert werden.

Im Wesentlichen läuft die Befürwortung von IM darauf hinaus, unbelegte oder widerlegte alternative Verfahren in die konventionelle Medizin einzuschleusen. Dies bedeutet, dass durch den Einsatz der IM die moderne Heilkunde nicht besser, sondern weniger effektiv wird. Entgegen anderslautenden Versprechungen hat IM kein erkennbares Potential zur Verbesserung der Medizin. Sie stiftet vielmehr Verwirrung und bringt Gefahren mit sich. Dies kann nicht im Interesse von Patientinnen und Patienten liegen.

Vor diesem Hintergrund ist zu fordern, dass die Integrative Medizin auf allen Ebenen kritisch hinterfragt wird.

Der Münsteraner Kreis appelliert insbesondere

- an Universitäten und Medizinische Fakultäten, die kritische Auseinandersetzung mit der IM und ihren irreführenden Versprechen zu fördern, ihrer Verbreitung nicht weiter tatenlos zuzusehen sowie IM-Initiativen sorgfältiger und mit mehr Mut zur Demarkation zu prüfen

- an Journalisten, Medien und Verlage, der IM und ihrer vermeintlichen Attraktivität mit informierter Skepsis zu begegnen, direkte und indirekte Gefahren zu benennen und damit zu einer verantwortungsvollen Risikokommunikation beizutragen
- an Entscheidungsträger in Medizin und Gesundheitswesen, der mit der IM offenkundig einhergehenden Gefahr des Einschleusens unbelegter oder widerlegter alternativer Verfahren konsequent entgegenzuwirken; keine ineffektiven und gefährlichen Parallelstrukturen in wissenschaftsorientierter Medizin und Gesundheitsversorgung zu befördern.

5. Memorandum (2022)
Anthroposophische Medizin

Oliver R. Scholz, Norbert Schmacke

1. Anthroposophie

Die von Rudolf Steiner (1861-1925) begründete Anthroposophie ist heute eine der erfolgreichsten „okkulten" und „esoterischen" Bewegungen.[3] Die anthroposophische Bewegung entstand vor über hundert Jahren in Deutschland und der Schweiz. Ihr institutionelles Zentrum ist das Goetheanum in Dornach bei Basel. Nach Steiners Tod breitete sich die anthroposophische Bewegung weiter aus, zunächst in Mittel- und Nordeuropa (u.a. Niederlande, Frankreich, England); sie gewinnt aber auch in Osteuropa und außerhalb Europas (u.a. USA) vermehrt Anhänger.

Die Zahl der Anhänger kann man nur schätzen. (Die vorliegenden Schätzungen schwanken beträchtlich.) Weltweit kann man heute von aktiven Anhängern im 5- bis 6-stelligen Bereich ausgehen. Die Anzahl der Nutzer und Konsumenten der anthroposophischen Sinn-, Erziehungs- und Therapieangebote sowie der vielfältigen Produkte von nach anthroposophischen Prinzipien arbeitenden Firmen dürfte etwa im Verhältnis 20:1 größer sein.

1.1. Der Begründer der Anthroposophie: Rudolf Steiner

Der Begründer der Anthroposophie war der promovierte Philosoph, Goethe-Philologe und Vortragsredner Rudolf Steiner (1861-1925). Nach der Matura (Abitur) hatte Steiner zunächst an der Technischen Hochschule Wien acht Semester lang Vorlesungen über Mathematik Hauptfach)

3) Die Charakterisierung als „okkult" und „esoterisch" ist in diesem Zusammenhang keine polemische Fremdzuschreibung, sondern eine geläufige Selbstbeschreibung. Steiner und seine Anhänger legen großen Wert darauf, dass sie „geheimes Wissen" von „verborgenen Welten" besitzen („okkult"), das nur den „Eingeweihten" eines engen „inneren Kreises" zugänglich ist („esoterisch"). Historisch betrachtet, liegt eine nicht unbeträchtliche Ironie darin, dass der moderne Okkultismus zu einer eminent öffentlichen Angelegenheit und die moderne Esoterik zu einer weltweiten Massenerscheinung geworden sind (vgl. Eberlein 1995; Zinser 1995; Prokop/Wimmer 2006; Lambeck [3]2014, S. 79-84).

und Naturwissenschaften (Nebenfächer: Physik; Chemie; Geologie; Mineralogie; Biologie; Botanik; Zoologie; Mechanik; Maschinentechnik) gehört. Daneben hörte er als Gasthörer Vorlesungen (u.a. über Goethe) an der Wiener Universität. Später wurde er an einer deutschen Universität im Fach Philosophie promoviert.

Dieser Bildungsgang, der in vielen Publikationen über Steiner wortreich ausgebreitet wird, klingt zunächst respektabel, aufgrund der Vielzahl und Schwierigkeit der studierten Fächer womöglich sogar beachtlich. Der Begründer der Anthroposophie wird jedenfalls bis heute gerne als vielseitig ausgebildeter Wissenschaftler und bedeutender Philosoph dargestellt. Zahlreiche Lexika und Enzyklopädien enthalten mehr oder weniger ausführliche Artikel über Rudolf Steiner. In den Veröffentlichungen der anthroposophischen Bewegung wird er als einer der bedeutendsten Denker der Menschheit – und zwar nicht nur als der größte Esoteriker des 20. Jahrhunderts, sondern ausdrücklich auch als herausragender Wissenschaftler und Philosoph – ausgegeben.

Das Bild differenziert sich naturgemäß, wenn man die Details kennt. Das Studium der Mathematik und Naturwissenschaften wurde nicht abgeschlossen, also auch nicht von offizieller Seite bewertet. Da man in Österreich ohne akademischen Abschluss einen Promotionsstudiengang nicht beginnen konnte, bildete Steiner sich in seinen Weimarer und Berliner Jahren neben seinen beruflichen Tätigkeiten am Goethe-Archiv und als freier Schriftsteller vor allem autodidaktisch weiter. Dabei beschäftigte er sich u.a. mit den Schriften von Johann Gottlieb Fichte, Max Stirner, Friedrich Nietzsche und Ernst Haeckel. Besonders angezogen fühlte er sich von idealistischen und individualanarchistischen auf der einen und von darwinistischen und sozialdarwinistischen Lehren auf der anderen Seite. Schließlich fand Steiner in Rostock einen Philosophiehistoriker, Heinrich von Stein, der ihn 1891 auf der Grundlage einer kurzen Schrift (48 S.) über ein erkenntnistheoretisches Thema (mit Bezug zu Fichte) extern promovierte. Die Dissertation wurde als „rite", also mit dem für das Bestehen niedrigsten Prädikat, bewertet.

Bei näherer Betrachtung stellt sich somit die Frage: War Steiner denn nun ein von der Schulwissenschaft verkanntes „letztes Universalgenie", wie seine Anhänger glauben (vgl. Jütte 1996, S. 237), oder war er vielleicht doch nur ein temperamentvoller und ehrgeiziger Student, der seine Fähigkeiten überschätzt hatte?

Nachdem eine akademische Karriere aus verschiedenen Gründen nicht mehr in Frage kam, wandte sich Steiner um 1900 mit großem Elan der Esoterik zu, die um die Jahrhundertwende in Europa und den USA in vielfältigen Formen blühte. Als „Mutter" der modernen Esoterik gilt die Deutsch-Russin Helena P. Blavatsky (1831-1891), die aus Versatzstücken verschiedener, besonders der östlichen, Religionen die sog. Theosophie entwickelte und 1875 in New York die erste *Theosophische Gesellschaft* gründete. Aus der Theosophie gingen durch Fortbildung oder Spaltung diverse Formen der Esoterik vor, die zum Teil bis heute existieren (Ruppert 1993; ders. 1999).

Auch Steiner hatte sich zunächst der seinerzeit besonders „angesagten" theosophischen Bewegung angeschlossen; von 1902 an wirkte er als Vorsitzender der deutschen Sektion der *Theosophischen Gesellschaft Adyar*. Nach heftigen Streitigkeiten mit der damaligen Präsidentin der internationalen *Theosophischen Gesellschaft*, Annie Besant (1847-1933), kam es im Jahre 1912 zum Bruch (Zander 2007, S. 122). Im Gegenzug initiierte Steiner bereits im Februar 1913 eine *Anthroposophische Gesellschaft*, um sich damit institutionell[4] scharf von der theosophischen Bewegung abzusetzen und eine eigene soziale und kulturelle Bewegung zu begründen (vgl. Jütte 1996, S. 240; Zander 2007, S. 122). Als sich um die Jahreswende 1923/24 die *Allgemeine Anthroposophische Gesellschaft* konstituierte, wurde Steiner deren Vorsitzender (vgl. Stratmann 1993, S. 69).

4) Inhaltlich bediente sich Steiner freilich weiter aus dem reichen theosophischen Schatz an „Geheimlehren".

Durch eine umfangreiche Vortrags- und Publikationstätigkeit[5] übte Steiner einen großen Einfluss auf das intellektuelle und kulturelle Leben seiner Zeit aus (vgl. Jütte 1996, S. 240). Nach Steiners Tod wurde die anthroposophische Bewegung von seinen Anhängern trotz zwischenzeitlicher Krisen und Spaltungen bis heute weitergeführt. Während die theosophische Bewegung heute nur noch von marginaler Bedeutung ist, stellt die Geschichte der Anthroposophie mit ihren zahlreichen Praxisfeldern eine Erfolgsgeschichte dar, die trotz gelegentlicher Krisen erstaunlich robust ist.

1.1.1. Erkenntnisquellen und „Schulungsweg"

Wie schon die Theosophie, die beanspruchte, die „angeblich allen Religionen von Anfang zugrundeliegende, ihnen gemeinsame esoterische ‚Geheimlehre'" zu bewahren (Ruppert 1999, S. 299), bediente sich die Anthroposophie aus zahlreichen okkulten Lehren (hermetische Philosophie; Gnosis; Kabbala; Theosophie), Pseudowissenschaften (Parapsychologie; Alchemie; Astrologie; Homöopathie, stark modifiziert) und religiösen Traditionen (germanische Mythologie; Christentum; Hinduismus; Buddhismus). Außerdem bezog sich Steiner immer wieder auf die naturwissenschaftlichen Schriften, die „Weltanschauung" und die eigentümliche Methodologie Goethes („Goetheanismus") sowie auf den sog. Deutschen Idealismus (Fichte; Schelling; Hegel) und die spekulative Naturphilosophie der deutschen Romantik. Die anthroposophische Lehre beruhte so von Anfang an auf einem spannungsreichen Synkretismus heterogener Bestandteile, die Steiner zu einer umfassenden Welt- und Menschenanschauung zusammenzufügen versuchte (Zander 2007; ders. 2019). Den besser informierten Leserinnen der Steinerschen Schriften ist aufgefallen, dass kaum eine seiner einzelnen Lehren wirklich neu war. Es handelt sich in der Mehrzahl um „Reproduktionen älterer

5) Die Gesamtausgabe ist auf 354 Bände angelegt. Der größte Teil besteht aus mitstenografierten und dann transkribierten Vorträgen. Steiner hat in seinem Leben über 6000 Vorträge zu allen möglichen Themen gehalten.

Anschauungen", vor allem aus Goethes Naturphilosophie, den Spekulationen der deutschen Idealisten und östlichen Weisheitslehren (vgl. Stratmann 1993, S. 91). Neu waren lediglich die Mischung und die Verbindung von prophetischem Gestus und Wissenschaftsanspruch.

Steiner berief sich freilich auf besondere, nur ihm und seinen ergebensten Schülern zugängliche *Erkenntnisquellen*. So nahm er für sich ein besonderes Vermögen, „clairvoyantes Hellsehen" oder „Hellsicht" durch „Geistesaugen", in Anspruch, das es ihm ermögliche, „die höheren Welten" durch seine Visionen zu erkennen (vgl. z.B. Steiner 1918, S. 6, 32f.) und die komplexesten Zusammenhänge, etwa im menschlichen Organismus, per „Wesensschau" gleichsam zu „durchschauen" (vgl. z.B. Steiner 1980, S. 48f.; Steiner/Wegman 1925/³1953, S. 73). Aufgrund dieser hellseherischen Fähigkeit konnte Steiner angeblich in der sog. „Akasha-Chronik" lesen, einem immateriellen Buch, das eine Art umfassendes Weltgedächtnis enthalten sollte (Steiner 1939). Mithilfe dieser exklusiven Erkenntnisquellen traute sich Steiner zu, gegenwärtige, vergangene und zukünftige Phänomene „wahrzunehmen" und auf dieser Grundlage allgemein anerkannte Lehren über die unterschiedlichsten Gegenstandsbereiche, von der biblischen Geschichte bis zur modernen Physik, in Frage zu stellen und gegebenenfalls zu „korrigieren".

Die Gabe der „Hellsicht" können nach Steiner nur ausgewählte Menschen erwerben, die spezifische Persönlichkeitsmerkmale aufweisen müssen. Der langwierige Prozess, der zur Erlangung dieser Fähigkeit führen soll, wird ausdrücklich als „Einweihung" („Initiation") bezeichnet (vgl. z.B. Steiner 1918, S. 61). Zu der Geisteshaltung, die angehende „Geheimschüler" mitbringen müssen, gehören eine „hingebungsvolle Ehrfurcht" und „heilige Scheu" vor dem Meister; jede Form von „Kritik", jedes eigene „richtende Urteil", sind dagegen unerwünscht (vgl. Steiner 1918, S. 4f., 6, 32f.). Nachdem die Schüler ihre kritische Haltung abgelegt haben, müssen sie täglich „meditieren", um sich zu „konzentrieren" und für das Wirken der

„höheren Welten“ empfänglich zu machen (vgl. Steiner 1918, S. 32f.; ders. 1935, S. 33).

Insgesamt hielt Steiner die Erweiterung unserer Erkenntnis jenseits intersubjektiv prüfbarer Methoden durch die Erkenntnisstufen (in anthroposophischer Terminologie) individuelle „Imagination“, „Inspiration“ und „Intuition“ für zielführend und sinnstiftend. Die von ihm verwendeten Kategorien, Methoden und Prinzipien bewegen sich dabei sämtlich außerhalb des modernen naturwissenschaftlichen und psychosozialen Wissens, ja außerhalb aller Traditionen kritischen Denkens, rationalen Argumentierens und wissenschaftlichen Arbeitens.

1.1.2. Rudolf Steiner als Autorität

Man hätte nun erwarten können, dass die Schüler und Anhänger Steiners nach dessen Tod ihre eigenen hellseherischen Fähigkeiten entwickelt und gebraucht hätten; stattdessen wird von den meisten nur das Wort des Meisters als autoritative Erkenntnisquelle genutzt. Nach der Maxime: Steiner hat es so gesagt, also ist es wahr.

Auch diese Wiederbelebung des uneingeschränkten Autoritätsarguments stellt einen Rückfall hinter bereits gewonnene Einsichten dar: eine Berufung auf die Autorität, etwa von Experten, ist nur dann zulässig, wenn es sich dabei um eine erwiesenermaßen verlässliche Autorität handelt (vgl. Salmon 1983, S. 184-191). Das Autoritätsargument wird hingegen falsch angewendet u.a., wenn die Autorität in nichts anderem als Prestige, Popularität oder Prominenz besteht (a.a.O., S. 186), wenn ein Experte über etwas urteilt, das nicht in seinen spezifischen Kompetenzbereich fällt (a.a.O., S. 187), oder auch, wenn Autoritäten Wissen über kontingente Sachverhalte beanspruchen, bezüglich deren sie unmöglich über irgendwelche empirischen Belege verfügen können (a.a.O., S. 188).

Für kritisch Denkende stellt sich somit bei jeder Berufung auf Steiner als Autorität die Frage, war dieser für diesen Gegenstandsbereich eine verlässliche Autorität, oder liegt eine der typischen Fehlanwendungen des Autoritätsarguments vor.

1.1.3. Wissenschaftsanspruch und Wirklichkeit

Steiner begründete die Anthroposophie als besonderen Erkenntnis- und Schulungsweg, der „das Geistige im Menschen zum Geistigen im Weltall führen“ sollte (GA 26, S. 14). Er ließ in seinen Vorträgen, Aufsätzen und Büchern keinen Zweifel daran, dass die Anthroposophie den Anspruch erhebt, eine *Wissenschaft* zu sein, eine, wie er gegenüber Kritikern betonte, „ganz ernste, im wissenschaftlichen Sinne gehaltene Betrachtung“ (Steiner 1980, S. 33; vgl. Jütte 1996, S. 243; Sebastiani 2019, S. 13ff.; Zander 2019, S. 271ff.), und zwar nicht irgendeine Spezialwissenschaft, sondern eine umfassende wissenschaftliche Weltanschauung oder Metaphysik (vgl. Jütte 1996, S. 237) mit nützlichen *Anwendungen* in den unterschiedlichsten Wissens- und Praxisfeldern (Geschichte; Kosmologie; Naturphilosophie; Medizin; Ökonomie; Ökologie; Landwirtschaft; Gartenwirtschaft; Pharmazie; Körperpflege; Erziehung; Sozialpolitik; Sozialarbeit; Künste, insbesondere Architektur, Malerei, Musik, Tanz).

Um ihren esoterischen Charakter zu betonen, bezeichnete Steiner die Anthroposophie als „Geheimwissenschaft“, um ihre Dignität hervorzuheben, als „Göttliche Wissenschaft“ (Steiner 1918, S. 25). Am häufigsten benutzte er den Ausdruck „Geisteswissenschaft“, freilich nicht in dem seit dem 19. Jahrhundert üblichen Sinne, in dem der Terminus „Geisteswissenschaften“ (im Plural) die historischen Kulturwissenschaften (Geschichtswissenschaft; klassische und neuere Philologien; Kunstgeschichte; etc.) bezeichnet, in denen die Manifestationen und Produkte des menschlichen Geistes (Reden, Schriften, Bilder etc.) untersucht werden, sondern vielmehr, um seine eigene, auf verborgene spirituelle („geistige“, „übersinnliche“) Wirklichkeiten, insbesondere den „Geist“ selbst gerichtete, Geheimlehre zu bezeichnen (vgl. Jütte 1996, S. 240f.; Zander 2019, S. 272f.).

Steiner stellte sich somit gerne als Wissenschaftler, ja sogar als besonders strengen und gewissenhaften „Forscher“, dar. Dabei hielt er seine „Geistesforschung“ für den überkommenen Naturwissenschaften überlegen. In seinen Vorträgen prognostizierte er, „dass diese [d.h., die naturwissenschaftliche] Tatsachenforschung hinsteuert zu dem Ziele, das sie in gar nicht zu ferner Zeit in volle Harmonie bringen wird mit dem, was die Geistesforschung aus ihren übersinnlichen Quellen für gewisse Gebiete feststellen muss." (Steiner 1939, S. 227) Steiner sagte also voraus, dass sich die Naturwissenschaften „in gar nicht zu ferner Zeit" auf den Stand der Erkenntnis zubewegen werden, den die anthroposophische „Geistesforschung" schon längst erreicht hat. Das war eine recht konkrete und damit sehr riskante Vorhersage, die sich leicht überprüfen lässt (vgl. Hansson 1991; Sebastiani 2019, S. 13-24).

Neben dieser generellen Prognose einer Konvergenz von Naturwissenschaften und anthroposophischer „Geisteswissenschaft" wagte Steiner in seinen Vorträgen zahlreiche spezifische Verdikte und Prognosen zu zentralen Inhalten verschiedener Wissenschaften. So behauptete er 1917, dass Atome, anders als die „Stoffler", also die verblendeten materialistischen Naturwissenschaftler, glauben, in Wahrheit Blasen und zwar „Blasen vor der imaginativen Erkenntnis" sind (Steiner 1922, S. 16). Die spezielle Relativitätstheorie stufte er als „glänzenden Unsinn" und „ungesunde Vorstellungen" ein (Steiner 1922, S. 16; vgl. Stratmann 1988, S. 39). Die Auffassung, dass das Herz „eine Art Pumpe ist" bezeichnete Steiner gar als „phantastische Vorstellung", zu der sich der „moderne Materialismus" verstiegen habe; in Wahrheit bewegten die „Gefühle der Seele" das Blut (GA 99, S. 148). Für ebenso abwegig hielt er die Überzeugung, dass „alle Denkfunktionen, alle logischen Verrichtungen an das Gehirn gebunden seien" (GA 302, S. 27f.); zwar sei das Bilden von Vorstellungen „eine wirkliche Kopffunktion", dagegen urteilen wir „eigentlich in Wirklichkeit mit den Armen und Händen" (!) und schließen „mit den Beinen, mit den Füßen" (!) (ebd.; vgl. Sebastiani 2019, S. 21f.). Außerdem war Steiner von der therapeutischen Wirksamkeit der sog. Planetenmetalle überzeugt und prophezeite, dass die Medizin „sehr bald" wieder Quecksilberkuren zur Behandlung von Syphilis einsetzen werde (vgl. Stratmann 1988, S. 39).

Die Liste der gewagten Spekulationen und Prognosen von Steiner und seinen Anhängern ließe sich verlängern. Alle diese Behauptungen sind längst widerlegt, dagegen sind die von Steiner abgelehnten Auffassungen, darunter die moderne Materietheorie und die Relativitätstheorie, immer wieder glänzend bestätigt worden. Hundert Jahre nach Steiners Prophezeiungen kann also von einer Annäherung der anerkannten Wissenschaften an dessen angeblich aus einer „Wesensschau" gewonnene Lehren keine Rede sein (vgl. Hansson 1991; Sebastiani 2019, S. 13-24). Damit hat sich auch gezeigt, dass Steiner in vielen Bereichen, zu denen er sich geäußert hat, keine verlässliche Autorität war.

Da Steiner trotz seiner Lippenbekenntnisse zur Wissenschaftlichkeit fundamentale Methoden und Resultate der modernen Wissenschaften ablehnte, u.a. kontrollierte Experimente und statistische Methoden, war er, nüchtern betrachtet, weder ein Naturwissenschaftler noch ein Sozialwissenschaftler noch ein Geisteswissenschaftler im allgemein anerkannten Sinne, sondern unter dem Strich ein radikaler Wissenschaftsgegner und Wissenschaftsleugner.

2. Praxisfelder und Präsenz im öffentlichen Leben

Die anthroposophische Bewegung ist heute im öffentlichen Leben in vielfältigen Formen präsent (Zander 2007; ders. 2019; Wagner 2013; Sebastiani 2019). Die meisten Bürgerinnen und Bürger haben schon einmal von der Waldorf-Pädagogik gehört, die in circa 1200 Waldorf-Schulen (davon circa 780 in Europa und ca. 250 in Deutschland) und über 1900 Waldorf-Kindergärten in mehr als 60 Ländern (ca. 580 in Deutschland) praktiziert wird (Stand Februar 2022). Für die Senioren stehen inzwischen anthroposophische Altenheime bereit. Man kann also sein ganzes Leben in einer anthroposophischen „Parallelwelt" zubringen.

Die Erzeugnisse der sog. „biologisch-dynamischen" Landwirtschaft (Demeter e.V.; Alnatura; etc.) und die nach anthroposophischen Prinzipien hergestellten Kosmetika (WELEDA AG; WELEDA Naturals GmbH; Dr. Hauschka) werden auf

Demeterhöfen, in Reformhäusern, Biokostläden, Apotheken und im Internet beworben und verkauft.

2.1. Anthroposophische Medizin

Weniger bekannt ist, dass die Medizin seit über hundert Jahren zu den zentralen Praxisfeldern der Anthroposophie gehört. Zwar hatte Steiner in seinen Vorträgen schon früh für die sog. „Heileurhythmie" und andere unkonventionelle Verfahren als angeblich wirksame Heiltherapien geworben, dem gesamten Arbeitsfeld „Gesundheit und Krankheit" hat er sich jedoch erst in den letzten Jahren seines Lebens, zwischen 1920 und 1925, verstärkt zugewandt (Jütte 1996, S. 241ff.; Zander 2011, S. 397f.).

In enger Zusammenarbeit mit der niederländischen Ärztin Dr. med. Ita Wegman (1876-1943) (vgl. Jütte 1996, S. 253f.), hat Steiner, der selbst nie Medizin studiert und auch keine ärztliche Erfahrung gesammelt hatte, in Kursen für Mediziner und Pharmazeuten, in Vorträgen und Schriften eine ambitionierte „okkulte Physiologie" und „okkulte Medizin" entwickelt, die wirksame Therapien für alle möglichen Krankheiten verspricht (vgl. Steiner/Wegman 1925/^{3}1953; Steiner 1957; ders. 1976; ders. 1980; ders. 1985; ders. 1992).

2.2. Ist die Anthroposophische Medizin – wie behauptet – eine Komplementärmedizin, die eine echte Erweiterung und Bereicherung der Medizin darstellt?

Die Anthroposophische Medizin (AM) gehört heute zu den einflussreichsten und meistangewendeten Formen der sog. „Komplementären oder Alternativen Medizin" (KAM) (vgl. Jütte 1996) oder, wie es neuerdings auch heißt, „Integrativen Medizin" (IM) (vgl. Ernst et al., i. Vorb.). Schon Rudolf Steiner und Ita Wegman priesen sie von Beginn an ausdrücklich als „Erweiterung" der Heilkunst an (Steiner/Wegmann 1925, S. 1).

Anders als die Homöopathie Samuel Hahnemanns (1755-1843), die sich schon in ihrer Bezeichnung offensiv gegen die als „Allopathie“ bezeichnete damalige Schulmedizin stellte (vgl. Jütte 1996, S. 243; Anlauf u.a. 2018), präsentierte sich die AM, diplomatisch geschickter, als *Ergänzung* oder *Erweiterung* der Schulmedizin, also nach heutigem Sprachgebrauch als *Komplementärmedizin*. Ob diese voraussetzungsreiche Kennzeichnung in der Sache berechtigt ist oder ob es sich um eine beschönigende und verharmlosende „Begriffskosmetik“ handelt, bleibt im Folgenden zu prüfen.

2.3. Verbreitung und akademische Adelung

Die Anthroposophische Medizin wird vor allem in der Schweiz, in Deutschland und in Österreich, aber auch in anderen europäischen und außereuropäischen Ländern praktiziert. In der Europäischen Union arbeiten schätzungsweise 4.500 bis 6.000 niedergelassene Ärzte und 16 Kliniken und Rehabilitationszentren, darunter die Gemeinschaftskrankenhäuser Herdecke und Berlin-Havelhöhe, nach den Grundsätzen der Anthroposophischen Medizin.

Inzwischen gibt es mehrere Lehrstühle für Anthroposophische Medizin oder für anthroposophische Verfahren einschließende „Integrative Medizin“ (vgl. Zander 2019, S. 168; Ernst et al., i. Vorb.), u.a. an der Charité (Berlin) und an den Universitäten Freiburg und Witten-Herdecke. Die WELEDA-Werke, die WALA-Werke (incl. Dr. Hauschka) und einige andere Firmen produzieren Arzneimittel nach anthroposophischen Richtlinien. Insgesamt sind nach Angaben des *Dachverbandes Anthroposophische Medizin in Deutschland* (DAMiD) mehr als 75.000 Arbeitskräfte im Bereich der „Anthroposophischen Medizin“ tätig.

2.3.1. Die Anthroposophische Medizin zählt nach Gesetzeslage zu den sog. „besonderen Therapierichtungen“

Anthroposophen sprechen gerne von einer „anthroposophisch erweiterten Medizin“. In Deutschland zählt sie seit der Novellierung des Arzneimittelgesetzes 1976 (in Kraft getreten 1978) zusammen mit der Homöopathie und der Phytotherapie

(Pflanzenheilkunde; sog. „Kräutermedizin") zu den „besonderen Therapierichtungen" im Sinne des Arzneimittelgesetzes. Das bedeutet, dass für die Zulassung anthroposophischer Therapien und Arzneimittel ein wissenschaftlicher Nachweis der *Qualität*, *Wirksamkeit* und *Unbedenklichkeit* in der sonst allgemein vorgeschriebenen Form *nicht erforderlich* ist (vgl. Jütte 1996, S. 252f.; Bock/Anlauf 2003; Lambeck ³2014, S. 106f.).

Über die Herstellung der Medikamente wird in 14 Kommissionen des Bundesinstituts für Arzneimittel beraten und entschieden. Die Kommissionen B 1 bis B 10 sind für die Arzneimittel der wissenschaftlichen Medizin zuständig, Kommission F für die Veterinärmedizin. Für jede der drei „besonderen Therapierichtungen" gibt es nun eine je eigene Kommission, in der das Prinzip des sog. „Binnenkonsenses" oder der „Binnenanerkennung" gilt (vgl. Jütte 1996, S. 252f.; Lambeck ³2014, S. 35f., 107). Dazu heißt es im Arzneimittelgesetz: „In die Zulassungskommission werden Sachverständige berufen, die auf den jeweiligen Anwendungsgebieten, auf dem Gebiet der jeweiligen Stoffgruppe und in der jeweiligen Therapierichtung über wissenschaftliche Kenntnisse verfügen und praktische Erfahrungen gesammelt haben." (AMG § 25 (6)) Das bedeutet, am Beispiel der Anthroposophie erläutert, im Klartext: In der zuständigen Zulassungskommission (= Kommission C) sitzen anthroposophische Ärzte und Heilpraktiker, die über von anderen Anthroposophen hergestellte Anthroposophika beraten und entscheiden.

Sieht man einmal davon ab, dass im Falle der Anthroposophie von „wissenschaftliche[n] Kenntnisse[n]" (AMG § 25 (6)) keine Rede sein kann (siehe oben), widerspricht die Sonderbehandlung der „besonderen Therapierichtungen" und der sog. „traditionellen Mittel" allen Prinzipien unabhängiger und unparteilicher Qualitätskontrolle und Risikoprüfung. Die Konsequenzen sind klar: Eine kritische Prüfung der „Qualität, Wirksamkeit und Unbedenklichkeit der Arzneimittel", wie sie § 1 des Arzneimittelgesetzes verbindlich vorschreibt, ist im Falle der anthroposophischen Mittel und Therapien keineswegs gewährleistet.

Die anthroposophische Medizin (AM) geht von physikalischen, chemischen, biologischen, anthropologisch-psychologischen und medizinischen Vorstellungen aus, die sich sehr weit sowohl von der Alltagserfahrung und dem Alltagsverstand als auch von dem heutigen Stand der Wissenschaften entfernen (vgl. Hansson 1991; Bock 1993, S. 64-67; Lambeck ^{3}2014, S. 79-93). Schlimmer noch: die „anthroposophisch erweiterte Medizin" stellt sich außerhalb der neuzeitlichen Wissenschaften seit der methodologischen und wissenschaftlichen Revolution des 17. und 18. Jahrhunderts (Galileo Galilei; René Descartes; Robert Boyle; Isaac Newton; u.a.) und der modernen Medizin seit dem 19. Jahrhundert (Rudolf Virchow; Louis Pasteur; Robert Koch; Ignaz Semmelweis; u.v.a.) (vgl. Lambeck ^{3}2014). Um nur vier für die Krankheitslehre wesentliche Punkte zu erwähnen: (1) Die von Virchow entwickelte moderne Zellularpathologie, der zufolge Krankheiten auf Veränderungen (insbesondere Störungen) der Körperzellen und ihrer Funktionen beruhen, wird vor dem Hintergrund der sog. „ganzheitlichen" anthroposophischen Menschenbetrachtung abgelehnt. (2) Bakterien und Viren werden in der Anthroposophischen Medizin nicht als Krankheitsursachen, sondern lediglich als körperliche Begleiterscheinungen von Krankheiten angesehen. (3) Krankheiten, insbesondere Kinderkrankheiten wie z.B. Masern oder Kinderlähmung, werden als „Entwicklungschancen" beschrieben und dadurch in unverantwortlicher Weise verharmlost (vgl. Wagner 2012, S. 284-286; Zander 2019, S. 151ff., 164; Sebastiani 2019, S. 123, 144-148). (4) Impfungen stehen viele Anthroposophen ablehnend oder zumindest skeptisch gegenüber. Eine Impfpflicht wird abgelehnt. Immer wieder wurde von Waldorfeinrichtungen dazu aufgerufen, Impfungen möglichst zu vermeiden. In den vergangenen Jahren berichtete die Presse mehrfach über gehäufte Maserninfektionen in Waldorfschulen und -kindergärten; auch von bewusst inszenierten „Masern-Partys" war die Rede (vgl. Velimirovic 1991; Sebastiani 2019, S. 123-125).

Auf der Grundlage seiner geistigen Wesensschau postulierte Steiner sieben sog. „Wesensglieder" des Menschen, von denen bisher allerdings nur die folgenden vier entwickelt sind: der physische Leib, der Ätherleib, der Astralleib und das Ich; die höchsten immateriell-geistigen Entwicklungsstufen – Geistselbst, Lebensgeist und Geistesmensch – müssen in der Zukunft erst noch erklommen werden (vgl. Jütte 1996, S. 243-245; Sebastiani 2019, S. 42ff.). Mit Ausnahme des physischen Leibs sind alle diese klangvoll bezeichneten Entwicklungsstadien in der modernen Biologie, Psychologie und Medizin unbekannt.

Der physische Leib gliedert sich für Steiner in drei Funktionssysteme: (1) das Nerven-Sinnen-System, (2) das rhythmische System und (3) das Stoffwechsel-Gliedmaßen-System (vgl. Stratmann 1988; ders. 1993; ders. 1999). Diese grobe Einteilung kann der seit langem bekannten Komplexität des menschlichen Organismus mit seinen unterschiedlichen Organen und Zelltypen in keiner Weise gerecht werden.

Gleichwohl bilden die Spekulationen über die „Wesensglieder" und die „Funktionssysteme" – in Verbindung mit kosmologischen, astrologischen und alchimistischen Vorstellungen – die Grundlage der anthroposophischen Krankheitslehre. Jede Krankheit wird als *sinnhaftes* Phänomen aufgefasst, das der anthroposophische Mediziner „geisteswissenschaftlich" *deuten* muss. Die Entstehung von Krankheiten wird teils auf eine „Disharmonie", etwa in Form einer Über- oder Unterfunktion der „Wesensglieder" und/oder der Funktionssysteme, teils, in freier Umdeutung östlicher Karma-Lehren, auf das in früheren Inkarnationen angesammelte Karma („Gesetz der Vergeltung der Taten"; vgl. Hund 1999) zurückgeführt (Wagner 2013). Krankheiten und Behinderungen in diesem Leben werden spekulativ als Folgen von Verfehlungen in früheren Leben gedeutet.

Diese Krankheitslehre ist ganz und gar unwissenschaftlich und, moralisch betrachtet, überaus zynisch. Überdies ist sie perfekt gegen jede mögliche Widerlegung „immunisiert": Wird die von dem Anthroposophen empfohlene Therapie als erfolgreich empfunden, gilt das als Bestätigung der Anthroposophischen Medizin; ist sie hingegen nicht erfolgreich, war das Karma des Patienten eben so schlecht, dass auch der beste Arzt nicht mehr helfen konnte. So oder so fühlt sich der Anthroposoph in seiner Lehre bestätigt!

Die Präparate werden hergestellt durch Verflüssigungs-, Verluftungs- und Verfestigungsprozesse, durch Verbrennung, durch sog. Potenzierung und ähnlich unkonventionelle Verfahren. Insoweit weisen viele der AM-Medikamente Ähnlichkeiten mit den hochverdünnten Homöopathika auf (Ernst und Schmacke 2015). Andererseits werden Metallverbindungen, etwa mit Blei, Quecksilber, Kupfer, Eisen, Zinn und Gold, verwendet, von denen einige, anders als die gängigen Homöopathika, in der Therapie toxische Konzentrationen erreichen können (Stratmann 1999, S. 20). Eine umfassende Darstellung sämtlicher in der anthroposophischen Medizin eingesetzten Substanzen findet sich bei Burkhard (2020). Neben Mineralien, Metallen und Pflanzen sind dort auch Grundsubstanzen von abstrusen „Tierheilmitteln" aufgelistet, etwa geröstetes und pulverisiertes Skelett des Badeschwammes, Horn des Edelhirsches, Absonderungen aus dem Darm des Pottwales und den Analdrüsen des Skunks.

Die in der AM verwendeten Präparate und Herstellungsverfahren basieren häufig auf uralten hermetischen, astrologischen und alchimistischen Vorstellungen, die wiederum auf äußerst vagen Ähnlichkeiten und Analogien beruhen.

2.4. Ein konkretes Beispiel: Die Misteltherapie

Besondere Aufmerksamkeit hat in der AM selbst wie in der Wahrnehmung der Öffentlichkeit die Mistel als Krebsmittel gewonnen. Die Misteltherapie gehört zu den am häufigsten verordneten „komplementärmedizinischen" Krebstherapien;[6] sie gilt daher auch als „das Aushängeschild unter den Behandlungen der anthroposophischen Medizin" (Sebastiani 2019, S. 141).

Die Leistungsfähigkeit der Mistelpräparate wird in den Worten von Marion Debus, Oberärztin an der anthropo-

6) Allein im Jahr 2003 wurde das Mistelpräparat ca. 125.000 Mal verordnet (Wagner 2012, S. 168).

sophischen Klinik Arlesheim, wie folgt begründet: „Alle Mistelpräparate anthroposophischer Hersteller werden entsprechend grundlegenden Angaben Rudolf Steiners nach einem ähnlichen Prinzip durch eine prozessstandardisierte Mischung von Sommer- und Wintersaft (die sich in ihren Inhaltsstoffen deutlich unterschieden) in einer speziellen, je nach Hersteller unterschiedlich ausgeführten Apparatur unter Anwendung hochtouriger Drehzahlen gemischt. Dabei wird der Sommer-Extrakt in den rotierenden Winter-Extrakt eingetropft." (Debus 2014, S. 56) Auf Nadelbäumen wachsenden Misteln wird eine spezifische Wirkung bei Hirntumoren zugesprochen, während auf Laubbäumen gewachsene Misteln besonders gegen Brustkrebs wirksam sein sollen.

Dem abstrusen theoretischen Hintergrund der Misteltherapie fehlt jeder Anflug von logischer und empirischer Nachvollziehbarkeit und damit von Vortestplausibilität, so dass der AM die Zuweisung in den Bereich der Wissenschaft („Scientabilität" nach Weymayr 2013) abgesprochen werden muss: eine Heilslehre, die auf Autoritätsargumenten und vorwissenschaftlichem Ähnlichkeits- und Analogiedenken beruht und dabei zahlreichen allgemein anerkannten Naturgesetzen widerspricht, hat damit gemessen an den Prinzipien guter klinischer Studien den Anspruch verwirkt, auf ihren Nutzen hin untersucht zu werden.

Wenn gleichwohl die vorliegenden Studien zum Einsatz der Mistel berücksichtigt werden, so ergibt sich folgendes Bild: Internationale Datenbanken weisen nach dem kritischen Review von Freunding u.a. (2019) 3647 Publikationen auf. Die Arbeitsgruppe hielt lediglich 29 Studien formal für bewertungsfähig. Danach fand sich keine einzige Indikation, die ein Verschreiben von Mistelpräparaten bei Krebserkrankungen rechtfertigen würde, weder für den Endpunkt Überleben noch den Endpunkt Lebensqualität.

2.5. Das Beispiel anthroposophische Zahnmedizin

Das Menschenbild von Rudolf Steiner findet auch in der Zahnmedizin Anklang. Bei der Eurhytrhmiedozentin Mareike Kaiser finden sich u.a. folgende Topographie-Vorstellungen:

„So wird deutlich, dass das Betrachten der Zähne, basierend auf dem Metamorphosegedanken, darüber Aufschluss geben kann, was sich ein Mensch an Kräften für dieses Leben aus dem vorangegangenen Leben mitbringt:

- Im festsitzenden Oberkiefer findet sich der denkende Mensch wieder. Dieser Tatsache entspricht die Ruhelage des Kopfes im vergangenen Leben.
- Der Unterkiefer repräsentiert den Willensmenschen.
- In der Mitte, im Zungenbereich, (im Okklusionsbereich, in der ‚Ruheschwebe', wie es in der Zahnmedizin heißt), hat der mittlere Mensch seinen Ort. Die Raumesebenen finden auch hier im Mundraum ihre bildhaft anschauliche Entsprechung in ihren Kräftewirkungen"[7]

Am weitesten verbreitet ist die anthroposophische Zahnmedizin vermutlich mit dem Thema der durchbrechenden Zähne. Hier werden vor allem homöopathische Komplexmittel unter Einschluss von Belladonna zum Auftragen auf die Kieferreihen empfohlen, eine klinisch nicht belegte und potentiell hoch gefährliche Applikation. „Aufgrund der Vielzahl von Beschwerdefällen seit der ersten Warnung 2010 hat die FDA am 9. September 2016 eine förmliche Untersuchung zu den homöopathischen Zahnungsmitteln begonnen. Eine erneute Warnung der FDA zu diesen Mitteln erging am 30. September 2016. Die jetzigen Mittel enthielten nach Herstellerangabe Belladonna D6 bzw. D12. In dieser Verdünnung wäre auch bei Überdosierung keine Wirkung/Nebenwirkung mehr möglich gewesen. Am 27. Januar 2017 bestätigte die FDA jedoch, dass laut ihren Laboranalysen die homöopathischen Präparate erneut „uneinheitliche Mengen an Belladonna […],

7) https://eurythmie-therapie.at

enthielten, die teilweise die auf dem Etikett angegebene Menge überstiegen".[8]

Gefährlich sind weiter die Empfehlungen der anthroposophischen Zahnmedizin zur Behandlung von Abszessen. So heißt es in einem Skript der Arbeitsgemeinschaft Anthroposophischer ZahnärztInnen: „Zeigt der Befund, dass ein Abszess im Entstehen ist, kann man diesen meist durch sofortige Injektion von Argentum metallicum praeparatum D30 submucös in die Umschlagsfalte außerhalb des Entzündungsbereiches zur Rückbildung bringen. Innerlich gibt man Quarz. (71)". Auch für fortgeschritten Abszesse wird eine D3 Potenz von Hepar Sulfuricum empfohlen: „Das Präparat sollte nicht über längere Zeitgenommen werden. Bei jeder Entzündung besteht die Gefahr, dass die oberen Wesensglieder, vor allem der Astralleib, im Ätherischen verhaftet bleiben, das heißt sich nicht atmend lösen können (z.B. Erysipel, Phlegmone). Es kommt nicht zur Abszedierung, zur gesunden Eiterbildung und zur Ausscheidung nach außen. Dies wird durch Hepar sulfuris gefördert". Das bedeutet nichts anderes, als mit esoterischer Ideologie eine potentiell hoch gefährliche Erkrankung unwirksam bestehen zu lassen[9].

Die anthroposophische Zahnmedizin stützt sich m.a.W. wie die AM generell auf ein vorwissenschaftliches Menschenbild, negiert die evidenzbasierten Konzepte innerhalb der Zahnheilkunde und birgt eine beachtliche Gefahr des Versäumens wirksamer Therapie und Prophylaxe in sich.

3. Kritik der Sonderbehandlung

Die Misteltherapie gehört als Teil der AM nach dem Sozialgesetzbuch V zu den seit 1976 geschützten „besonderen Therapierichtungen". Wenn der Gemeinsame Bundesausschuss (GBA) im Gefolge der Rechtsprechung des

8) https://netzwerk-homoeopathie.info/homoeopathische-zahnungshilfen/

9) https://www.gaed.de/fachgruppen, hierin Link „Skript" zum Download Jan 2004

Bundessozialgerichts (BSG) die Verschreibungsfähigkeit von Mistel auf palliative Indikationen zur Verbesserung der Lebensqualität eingeschränkt wissen will, so stellt dies aus Sicht der AM zwar bereits eine weitgehende Begrenzung dar, steht aber weiter im Widerspruch zur zitierten kritischen Literatur[10].

Wie schon im Memorandum zur Homöopathie formuliert: Es bleibt Aufgabe des Gesetzgebers, die Existenz der sog. „besonderen Therapierichtungen" aufzuheben und die Einheitlichkeit der wissenschaftlichen Medizin für die Bewertung klinischer Studien wiederherzustellen. Medizinische Fakultäten dürfen nicht zulassen, dass die Steinersche Lehre Einzug in Curricula findet und darüber hinaus auch keinen Raum für esoterische Forschungskonzepte bieten.

4. KAM, AM und Querdenker

Die Corona-Pandemie hat darüber hinaus auch noch einmal in besonders bedrückender Weise die Nähe von KAM-Grundhaltungen zur Verleugnung von Gesundheitsgefahren und zur Sabotage der Begrenzung gesundheitlicher Bedrohungen aufgezeigt. Konkret findet sich in Deutschland Impfskepsis bis hin zu Verschwörungsmythen überhäufig bei Nutzern und Anbietern von KAM. Auch Anhänger der AM sind unter sogenannten Querdenkern überrepräsentiert.

Dieser Zusammenhang ist empirisch in jüngster Zeit durch zwei Studien belegt. Zum einen belegten Lamberty und Imhoff (2018) diese Beziehungen schon vor der Corona-Pandemie sowohl für Deutschland als auch die USA in einer Kombination von qualitativen und quantitativen Methoden. Mit einem ähnlichen Ansatz zeigten Frei und Nachtwey (2021) für die Pandemiezeit in Baden-Württemberg eine auffallende Neigung zu Impfskepsis und Pandemie-Verleugnung bei Anhängern der Anthroposophie auf.

Damit ist nicht gesagt, wie viele der Anhänger der AM bedenkliche Nähe zum Querdenkertum aufweisen; es zeigt aber,

10) https://www.g-ba.de/presse/pressemitteilungen-meldungen/393/

dass diese Beziehung existiert, auch wenn es einzelne kritische Stimmen aus den Reihen der Anthroposophie selbst gibt[11].

Die Bilanz lautet: Die sich auf Steiner berufende Anthroposophische Medizin entbehrt jeder Rationalität und ist mit ihrer wissenschaftsaversen und ausgeprägt esoterischen Grundausrichtung für Kranke und Ratsuchende nutzlos bis gefährlich.

5. Literatur

Anlauf, Manfred u.a.: *Münsteraner Memorandum Homöopathie. Ein Statement der interdisziplinären Expertengruppe „Münsteraner Kreis" zur Abschaffung der Zusatzbezeichnung Homöopathie*, Münster 2018.

Bock, Klaus Dietrich: *Wissenschaftliche und alternative Medizin. Paradigmen – Praxis – Perspektiven*, Berlin, Heidelberg, New York 1993.

Bock, Klaus Dietrich/Anlauf, Manfred: Am Ende des Weges – Magie als Kassenleistung? Die Jünger Steiners in der Gesundheitspolitik (2003), URL: http://www.konsequente.positivliste.de

Burkhard, Barbara: *Anthroposophische Arzneimittel. Eine kritische Betrachtung*, Eschborn 2000.

Debus, Marion: Die Mistel in der Krebstherapie, in: *Der Merkurstab. Zeitschrift für Anthroposophische Medizin* 67, 2014, S. 55-61.

Dugan, Dan: Anthroposophy & Anthroposophical Medicine, in: Shermer, Michael (Hg.): *The Skeptic Encyclopedia of Pseudoscience*, Santa Barbara 2002, S. 31-32.

Eberlein, Gerald L.: Esoterik, in: ders. (Hg.): *Kleines Lexikon der Parawissenschaften*, München 1995, S. 49-53.

Eberlein, Gerald L. (Hg.): *Kleines Lexikon der Parawissenschaften*, München 1995.

11) https://www.zeit.de/gesellschaft/schule/2021-11/waldorfschulen-corona-leugner-impfgegner-querdenker-vorurteile

Ernst, Edzard/Schmidt, K./Steuer-Vogt, M.K.: Mistletoe for cancer? A systematic review of randomized clinical trials, in: *Int J Cancer* 2003, S. 262-267.

Ernst, Edzard/Schmacke, Norbert: Anthroposophische Medizin: eine kritische Analyse mit besonderer Berücksichtigung der Misteltherapie, in: Schmacke, Norbert (Hg): *Der Glaube an die Globuli. Die Verheißungen der Homöopathie*, Berlin 2015, S. 148-162.

Ernst, Edzard et al.: Memorandum "Integrative Medizin" des Münsteraner Kreises, i.Vorb.

Frey N, Nachtwey O. Quellen des «Querdenkertums». Eine politische Soziologie der Corona-Proteste in Baden-Württemberg. https://www.boell-bw.de/sites/default/files/2022-01/Quellen%20des%20Querdenkertums_Frei_Nachtwey.pdf. 2021

Gigerenzer, Gerd: *Risiko. Wie man die richtigen Entscheidungen trifft*, München ³2013.

Habermann, Ernst: Kein Freibrief für die Mistel, in: *Skeptiker* 2, 1995, S. 65-66.

Hansson, Sven Ove: Is Anthroposophy Science? In: *Conceptus* 25, 1991, S. 37-49; autorisierte deutsche Übersetzung von Marcus Hammerschmidt (mit einer Vorbemerkung) im Internet: Ist die Anthroposophie eine Wissenschaft? http://marcus-hammerschmidt.de/styled.8/hansson.html.

Hansson, Sven Ove: Science and Pseudoscience, *The Stanford Encyclopedia of Philosophy*. (Fall 2021 Edition), Edward N. Zalta (Hg.), URL = https://plato.stanford.edu/ archives/fall2021/entries/pseudo-science/.

Hund, Wolfgang: Karma, in: Oepen, Irmgard/Federspiel, Krista/Sarma, Amardeo/ Windeler, Jürgen (Hg.): *Lexikon der Parawissenschaften. Astrologie, Esoterik, Okkultismus, Parapsychologie kritisch betrachtet*, Münster 1999, S. 149-150.

Jütte, Robert: *Geschichte der Alternativen Medizin. Von der Volksmedizin zu den unkonventionellen Therapien von heute*, München 1996.

Jungi, Walter Felix: Unkonventionelle Krebstherapie, in: Oepen, Irmgard (Hg.): *Unkonventionelle medizinische Verfahren*, Stuttgart – Jena – New York 1993, S. 313-323.

Körner-Wellershaus, Ilas: Anthroposophie, in: Eberlein, Gerald L. (Hg.): *Kleines Lexikon der Parawissenschaften*, München 1995, S. 19-24.

Lambeck, Martin: *Irrt die Physik? Über alternative Medizin und Esoterik*, München 2003, ²2005, ³2014.

Lamberty P, Imhoff R. Powerful Pharma and ist Marginalized Alternatives? Social Psychology 49 2018: 255-270

Mahner, Martin: Parawissenschaft/Pseudowissenschaft/ Pseudotechnologie, in: Oepen, Irmgard/Federspiel, Krista/ Sarma, Amardeo/Windeler, Jürgen (Hg.): *Lexikon der Parawissenschaften. Astrologie, Esoterik, Okkultismus, Parapsychologie kritisch betrachtet*, Münster 1999, S. 228-230.

Oepen, Irmgard: Heileurythmie, in: Oepen, Irmgard/ Federspiel, Krista/Sarma, Amardeo/ Windeler, Jürgen (Hg.): *Lexikon der Parawissenschaften. Astrologie, Esoterik, Okkultismus, Parapsychologie kritisch betrachtet*, Münster 1999, S. 122-123.

Oepen, Irmgard/Federspiel, Krista/Sarma, Amardeo/ Windeler, Jürgen (Hg.): *Lexikon der Parawissenschaften. Astrologie, Esoterik, Okkultismus, Parapsychologie kritisch betrachtet*, Münster 1999.

Oepen, Irmgard/Sarma, Amardeo (Hg.): *Parawissenschaften unter der Lupe*, 2., erweiterte Auflage, Münster 1998.

Pöhlmann, Matthias: *Rechte Esoterik. Wenn sich alternatives Denken und Extremismus gefährlich vermischen*, Freiburg im Breisgau 2021.

Pösl, N.F.: *Von Homöopathie und Handauflegen zur Hassideologie? Zum Verhältnis von Alternativen*

Heilmethoden zu Verschwörungstheorien, Esoterik und Rechten Ideologien, Hamburg 2020.

Prange, Klaus: *Erziehung zur Anthroposophie. Darstellung und Kritik der Waldorfpädagogik*, Bad Heilbrunn 2000.

Prokop, Otto/Wimmer, Wolf: *Der moderne Okkultismus: Parapsychologie und Paramedizin. Magie und Wissenschaft im 20. Jahrhundert*, 2., überarbeitete und erweiterte Auflage, München 2006.

Ruppert, Hans-Jürgen: *Theosophie – unterwegs zum okkulten Übermenschen*, Konstanz 1993.

Ruppert, Hans-Jürgen: Theosophie, in: Oepen, Irmgard/ Federspiel, Krista/Sarma, Amardeo/ Windeler, Jürgen (Hg.): *Lexikon der Parawissenschaften. Astrologie, Esoterik, Okkultismus, Parapsychologie kritisch betrachtet*, Münster 1999, S. 299.

Salmon, Wesley C.: *Logik*, aus dem Englischen übersetzt von Joachim Buhl, Stuttgart 1983.

Sebastiani, André: *Anthroposophie: eine kurze Kritik*, Aschaffenburg ²2019.

Speit, Andreas: *Verqueres Denken. Gefährliche Weltbilder in alternativen Milieus*, Berlin 2021, ³2022.

Staudenmaier, Peter: *Between Occultism and Nazism. Anthroposophy and the Politics of Race in the Fascist Era*, Leiden 2014.

Steiner, Rudolf: *Wie erlangt man Erkenntnisse der höheren Welten?* Berlin 1918.

Steiner, Rudolf: *Die Geheimwissenschaft im Umriss*, Leipzig 1920.

Steiner, Rudolf: *Das Karma des Materialismus. Berliner Vorträge, gehalten im August und September 1917*, Berlin 1922.

Steiner, Rudolf: *Die Stufen der höheren Erkenntnis*, Dornach 1931.

Steiner, Rudolf: *Meditation und Konzentration. Die drei Arten des Hellsehens*, Dornach 1935.

Steiner, Rudolf: *Aus der Akasha-Chronik*, Dornach 1939 [zuerst 1904-1908].

Steiner, Rudolf: *Gesamtausgabe [= GA]*, herausgegeben vom Rudolf Steiner-Archiv, Dornach 1956ff. (auf 354 Bände geplant).

Steiner, Rudolf: *Okkulte Physiologie [1911]*, Dornach 1957.

Steiner, Rudolf: *Geisteswissenschaft und Medizin*, 5. Auflage, Dornach 1976a [= *GA*, Band 312].

Steiner, Rudolf: *Anthroposophische Menschenerkenntnis und Medizin*, Dornach ... [= *GA*, Band 319].

Steiner, Rudolf: Über Gesundheit und Krankheit, Dornach 1976b [= *GA*, Band 348].

Steiner, Rudolf: *Die Kunst des Heilens*, Dornach 1980.

Steiner, Rudolf: *Erde und Naturreiche. Themen aus dem Gesamtwerk* 5, herausgegeben von H. Heinze, 2. Auflage, Stuttgart 1981.

Steiner, Rudolf: *Arbeitsfelder der Anthroposophie. Medizin und Pädagogik. Vorträge und Aufsätze*, in: Ausgewählte Werke, Band 8, Frankfurt am Main 1985.

Steiner, Rudolf: *Mensch und Sterne. Themen aus dem Gesamtwerk* 16, ausgewählt und herausgegeben von Heinz Herbert Schöffler, Stuttgart 1990.

Steiner, Rudolf: *Gesundheit und Krankheit. Themen aus dem Gesamtwerk* 10, ausgewählt und herausgegeben von Otto Wolff, 3. Auflage, Stuttgart 1992.

Steiner, Rudolf/Wegman, Ita: *Grundlegendes für eine Erweiterung der Heilkunst nach geisteswissenschaftlichen Erkenntnissen*, Dornach 1925; 3. Auflage, Arlesheim 1953.

Stratmann, Franz: *Zum Einfluss der Anthroposophie in der Medizin*, München 1988.

Stratmann, Franz: Charakteristika der anthroposophischen Medizin, in: Oepen, Irmgard (Hg.): *Unkonventionelle me-*

dizinische Verfahren, Stuttgart – Jena – New York 1993, S. 68-95.

Stratmann, Franz: Anthroposophie, in: Oepen, Irmgard/Federspiel, Krista/Sarma, Amardeo/Windeler, Jürgen (Hg.): *Lexikon der Parawissenschaften. Astrologie, Esoterik, Okkultismus, Parapsychologie kritisch betrachtet*, Münster 1999, S. 18-19.

Stratmann, Franz: Anthroposophische Medizin, in: Oepen, Irmgard/Federspiel, Krista/Sarma, Amardeo/Windeler, Jürgen (Hg.): *Lexikon der Parawissenschaften. Astrologie, Esoterik, Okkultismus, Parapsychologie kritisch betrachtet*, Münster 1999, S. 19-20.

Stratmann, Franz: Misteltherapie, in: Oepen, Irmgard/Federspiel, Krista/Sarma, Amardeo/Windeler, Jürgen (Hg.): *Lexikon der Parawissenschaften. Astrologie, Esoterik, Okkultismus, Parapsychologie kritisch betrachtet*, Münster 1999, S. 186.

Thagard, Paul: Resemblance, Correlation and Pseudoscience, in: Hanen, Marsha P./Osler, Margaret J./Weyant, Robert G. (Hg.): *Science, Pseudoscience and Society*, Waterloo, Ont. 1980, S. 17-28.

Thagard, Paul: *Computational Philosophy of Science*, Cambridge, Mass. 1988.

Ullrich, Heiner: Zwischen Heilkunst und Heilslehre. Einige kritische Anmerkungen zu den philosophischen Grundlagen der anthroposophischen Medizin – am Beispiel der Tumorbehandlung, in: *Deutsches Ärzteblatt* 88, 1988, C 1127-1133.

Velimirovic, Boris: Impfgegner, in: *Skeptiker* 4, 1991, S. 94-98; nachgedruckt in: Oepen, Irmgard/Sarma, Amardeo (Hg.): *Parawissenschaften unter der Lupe*, 2., erweiterte Auflage, Münster 1998, S. 43-47.

Vögele, Wolfgang G.: *Der andere Rudolf Steiner*, Basel 2005.

Wagner, Irene: *Rudolf Steiners langer Schatten: Die okkulten Hintergründe von Waldorf und Co.*, 2., korr. Aufl., Aschaffenburg 2013.

Weymayr, Christian: Scientabilität – ein Konzept zum Umgang der EbM mit homöopathischen Arzneimitteln, in: *Z. Evid. Fortbild. Qual. Gesundh.wesen* 107, 2013, S. 606-610.

Windeler, Jürgen: Nutzen/Risiko-Verhältnis, in: Oepen, Irmgard/Federspiel, Krista/Sarma, Amardeo/Windeler, Jürgen (Hg.): *Lexikon der Parawissenschaften. Astrologie, Esoterik, Okkultismus, Parapsychologie kritisch betrachtet*, Münster 1999, S. 204-205.

Zander, Helmut: *Anthroposophie in Deutschland – Theosophische Weltanschauung und gesellschaftliche Praxis 1884-1945*, Göttingen 2007.

Zander, Helmut: *Die Anthroposophie. Rudolf Steiners Ideen zwischen Esoterik, Weleda, Demeter und Waldorfpädagogik*, Paderborn 2019.

Zander, Helmut: *Rudolf Steiner*, München 2011.

Zinser, Hartmut: Okkultismus, in: Eberlein, Gerald L. (Hg.): *Kleines Lexikon der Parawissenschaften*, München 1995, S. 106-112.

6. Memorandum (2023)

Zur Verkürzung des „Evidenz“-Begriffs bei der Beurteilung (pseudo)medizinischer Behandlungen

Bettina Schöne-Seifert, Norbert Schmacke

1. Einleitung

Immer schon gab es in der Medizin Dissense und Schulenstreitigkeiten mit Blick auf die Glaubwürdigkeit bestimmter Wissensbestände. Das unterscheidet die Medizin nicht von anderen wissenschaftlichen Gebieten, sondern gehört zu den Charakteristika von Wissenschaft und ihrem Fortschritt. Anhaltend falsche wissenschaftliche Überzeugungen sind nun aber dort besonders bedauerlich, wo sie nicht nur dem Erkenntnis- und Verständnisgewinn, sondern auch dem Erreichen praktischer Ziele im Weg stehen – in der Medizin also der bestmöglichen Behandlung, Vorbeugung, Symptomlinderung und Rehabilitation von Krankheiten. Das Erreichen praktischer Ziele innerhalb wie außerhalb der Medizin erfordert das Verstehen und Nutzen von Ursache-Wirkungs-Zusammenhängen. Daher sind wissenschaftstheoretische Überlegungen zur Beurteilung der Plausibilität von Kausalhypothesen auch in der Medizin notorisch wichtig. Im Folgenden wollen wir solche Überlegungen insbesondere mit Blick auf die Wirksamkeitsbeurteilung sogenannter ‚Komplementär- oder Alternativmedizinischer' (KAM-) Verfahren anstellen.[59] In kritischer Absicht kann man hier auch den Begriff der „Pseudomedizin" verwenden, wie wir ihn als Eye-Catcher in der Überschrift genutzt haben.

2. Homöopathie & Co: Außenseitermethoden mit Sonderstatus

Die wissenschaftsorientierte Medizin (WOM) hat besonders nach 1945 und noch einmal verstärkt seit den 1980er Jahren erhebliche Verbesserungen für die Lebensqualität und die

59) Diese Sammelbezeichnung hat sich etabliert, weil die Verfahren teils anstelle, teils als Ergänzung der wissenschaftsorientierten Medizin eingesetzt werden, wobei die wissenschaftsorientierte Medizin die ihnen zugeschriebenen vermeintlichen Kausalwirkungen ganz bestreitet oder für unwesentlich klein hält, während ihre Befürworter sich dennoch von ihnen überzeugt zeigen.

Lebenserwartung von Patienten ermöglicht.[60] Dies gilt unbeschadet der berechtigten Kritik an den Über-, Unter- und Fehlversorgungen in der heutigen Medizin. Solchen Defiziten wiederum haben KAM-Behandlungen ebenso wenig entgegenzusetzen, wie sie den Fortschritten der WOM etwas hinzuzufügen haben. Dennoch sind die Nutzung und die Beliebtheit von KAM-Verfahren in Deutschland hoch und nehmen zum Teil sogar zu. So stimmten 2021 in der deutschsprachigen Bevölkerung rund 10,13 Millionen Personen ab 14 Jahre, der Aussage „Ich bevorzuge nach Möglichkeit Medikamente, die natürliche (pflanzliche, homöopathische) Bestandteile haben" „voll und ganz" zu; weitere 21,35 Millionen gaben ihre Position hierzu mit „trifft zu/trifft meist zu". Diese absoluten Zahlen bedeuten eine Verdopplung gegenüber denselben Angaben im Jahr 2017.[61]

Hübner und Kollegen haben kürzlich gezeigt, welche KAM-Angebote von Lehrpraxen für Allgemeinmedizin angeboten werden. Diese Daten sind interessant, weil sie zeigen, in welchem Ausmaß die nächste Generation von Hausärzt:innen KAM-Verfahren „salonfähig" halten und machen könnten. Die sieben häufigsten Verfahren, von Akupunktur bis Aderlass, werden gegenwärtig in 4 bis 27% aller untersuchten Praxen angeboten.[62]

60) Zur WOM gehört dabei unbedingt, aber leicht übersehen, auch die moderne Palliativversorgung. Sie kann, weit über die wichtige Sterbebegleitung hinaus, das Leben von Menschen mit stark eingeschränkter Lebenserwartung ganz erheblich erleichtern.

61) https://de.statista.com/statistik/daten/studie/291061/umfrage/umfrage-in-deutschland-zur-bevorzugung-homoeopathischer-medikamente/. Die Zahlen wurden von der Verbrauchs- und Medienanalyse (VuMA) auf der Grundlage von 23.400 Interview (face-to-face, telefonisch und online) hochgerechnet.

62) Hübner et al/2021. Bei den sieben am häufigsten genutzten Verfahren handelt es sich (in absteigender Reihenfolge) um Akupunktur/Moxibustion, Chirotherapie, Naturheilkunde, Vitamine/orthomolekulare Medizin/Vitalisierung/Aufbaukuren, Homöopathie, Eigenbluttherapie und Blutegel/Schröpfen/Aderlass.

Aus Sicht der KAM-Kritiker, zu denen wir uns ausdrücklich zählen, können diese (weitestgehend) unwirksamen Verfahren – wenn man von ihren oft unterschätzten Nebenwirkungen[63] einmal absieht – in dreierlei Hinsicht Schaden anrichten: indem sie: (1.) ggf. vorhandene wirksame Alternativen ersetzen oder verzögern; (2.) unnötig Ressourcen verbrauchen und (3.) Misstrauen oder Skepsis gegenüber den Überzeugungen und der Forschungs- und Prüfmethodik der wissenschaftsorientierten Medizin befördern.[64] Ermöglicht wird dies u.a. dadurch, dass der Staat die Homöopathie, die anthroposophischen Medizin und die Phytotherapie unter dem beschönigenden Kunstbegriff der „besonderen Therapierichtungen" von den Auflagen zum Wirksamkeits- und Unschädlichkeitsnachweis befreit, denen alle anderen Arzneimittel und Medizinprodukte genügen müssen, bevor sie zugelassen werden.[65] Damit schützt und befördert der Staat eine therapeutische und zugleich eine methodische Parallelwelt zur wissenschaftsorientierten Medizin.[66]

Manche Befürworter einer Laissez-Faire-Politik und -Praxis für KAM-Verfahren sehen die genannten Schadenspotentiale dadurch relativiert oder gar aufgehoben, dass diese Behandlungen Patientenpräferenzen befriedigen und sie nachweisbar Plazebo-Effekte haben. Diese positiven Effekte sind durch die esoterische ‚Verpackung' von KAM-Verfahren (als sanfte Zaubermedizin für Nonkonformisten) vermutlich sogar stärker als bei sonstigen Plazebo-Präparaten.

Doch sind Patientenpräferenzen in hohem Maße beeinflussbar und ja auch sonst nicht ausschlaggebend, wenn sie Behandlungen zum Gegenstand haben, die medizinischen

63) Vgl. Ernst/2020.

64) Vgl. Burkhard/2008 und Ernst/2020.

65) Schmacke/2016, S. 115-118.

66) Der problematische Effekt dieser Parallelwelt z.B. auf skeptische Überzeugungen zur WOM, nicht zuletzt während der Covid-Pandemie, ist in mehreren Studien nachgewiesen worden: vgl. Lamberty/Imhoff/2018 und Frei/Nachtwey/2021.

Standards und Einsichten widersprechen. Plazebo-Effekte schließlich sind in ihrer Stärke bestenfalls sehr moderat,[67] werden dabei aber regelmäßig überschätzt. Sie sollten nach unserem Dafürhalten im Dienst einer ehrlichen Arzt-Patienten-Beziehung ‚geopfert' bzw. durch ärztliche Zuwendung und Verlässlichkeit kompensiert werden, die ebenfalls nachweislich „plazebogene" Wirkungen haben.[68]

Zu den Ursachen für den KAM-Sonderweg, der in Deutschland besonders ausgeprägt ist, und zu den zweifellos komplexen Motivationen für das Anbieten und Inanspruchnehmen von KAM-Verfahren wollen wir an dieser Stelle nichts sagen.[69] Uns geht es vielmehr im Folgenden um einige grundsätzliche Aspekte des ‚Wirksamkeitsstreits' zwischen KAM-Kritikern und -Befürwortern. Exemplarisch betrachten wir dabei den Wirksamkeitsstreit um die Homöopathie, wie er absurderweise noch immer stattfindet. Absurd ist diese Tatsache deshalb, weil keines der internationalen unabhängigen Gremien, die sich in letzter Zeit mit den vermeintlichen Wirksamkeitsnachweisen von Homöopathie befasst haben, zu einer positiven Beurteilung kommt.[70]

Zuletzt ist dies in Deutschland vom kritisch-unabhängigen *arznei-telegramm* unter der Überschrift „Wissenschaftlich

---

67) Hróbjartsson/Gøtzsche/2010; Kaptchuk/Miller/2015. Letztgenannte schreiben etwa: „Of course, placebo effects are modest as compared with the impressive results by lifesaving surgery and powerful, well-targeted medications." (S. 8).

68) Ha/Longnecker/2010.

69) Grand View Research/2020; Gavura/2016.

70) Übereinstimmung darüber, dass in kontrollierten Studien gar keine oder aber höchst zweifelhafte Evidenzen für eine genuine – über Plazeboeffekte hinausgehende – Wirksamkeit von Homöopathika nachweisbar ist, besteht u.a. in folgenden Gremien: UK Science and Technology Committee/2009; Australian National Health and Medical Research Council/2015; French Academies of Medicine and Pharmacy/2019. Eine vollständige Liste internationaler kritischer Reviews findet sich bei Ernst/2017.

und ethisch unbefriedigende Homöopathie-Studien“ erneut wie folgt auf den Punkt gebracht worden:

> Bereits vor mehr als 15 Jahren wurden über Plazebo hinausgehende Effekte mit Verzerrungen aufgrund methodischer Mängel und selektiver Publikation von Positivstudien zur Homöopathie erklärt (a-t 2005; 36: 77-78). Die aktuellen Daten erhärten diesen Befund.[71]

Zudem, und das ist mindestens ebenso bemerkenswert, ist nicht der Anflug eines wissenschaftlich plausiblen *Mechanismus* in Sicht, der die Wirksamkeit von Präparaten erklären könnte, die gen Erdmittelpunkt geschüttelt und „hochpotenziert“ verabreicht werden. Es ist speziell dieser Punkt, mit dem wir uns in den nachfolgenden Abschnitten befassen werden.

Unbeschadet der geschilderten Sachlage pochen Homöopathie-Verfechter unter dem Beifall vieler Patient:innen darauf, dass hier noch mehr Forschung betrieben werden müsse. Beispielhaft:

> Weltweit werden mehrere hundert Millionen Menschen jährlich homöopathisch behandelt. In Deutschland hat die Mehrheit der Bevölkerung Erfahrung mit Homöopathie. Dies geschieht, weil die Patienten einen positiven Effekt bemerken. Es gibt auch einige Studien, die eine Wirksamkeit der Homöopathie zeigen. Der Wirkmechanismus lässt sich mit unserem gängigen naturwissenschaftlichen Verständnis noch nicht erklären. Genau hier fängt Forschung an. Für mich bedeutet Wissenschaft, eine Beobachtung zu machen, die man nicht versteht. Aus diesem Grunde werden Studien durchgeführt, um die Beobachtungen zu reproduzieren, zu verifizieren und ein zunehmendes Verständnis über die Wirkungsweise zu erlangen. Also eigentlich ein gewichtiger Grund, mehr in die homöopathische Forschung zu investieren.[72]

71) arznei-telegramm/2022, S. 37.

72) Karl und Veronica Carstens-Stiftung/ohne Zeitangabe (Zugriff 01.06.2022). https://www.carstens-stiftung.de/ueber-interne-und-externe-evidenz.html. Die *Kliniken Essen-Mitte*, an denen der hier

Ähnlich äußern sich auch die Professor:innen des Dialogforums Pluralismus bei der Bundesärztekammer.[73] Wie, so fragen wir uns, lässt sich mit diesem problematischen Dissens wissenschaftstheoretisch und medizinpolitisch umgehen – insbesondere mit Blick auf zukünftige Ärzt:innen, die schon früh in ihrer Ausbildung und Umgebung mit diesem Gedankengut und dem angeblich dahinter stehenden liberal-pluralistischen Wissenschaftsverständnis konfrontiert werden? Eine uns wichtig erscheinende Argumentationslinie knüpft kritisch an das gegenwärtig in der Medizin dominierende Methodenverständnis zur Bewertung von Kausalhypothesen an. Dies wollen wir im Folgenden erörtern.

3. Evidenzbasierte Medizin: Fortschrittsinstrument mit Schwachstellen

Methodologisch geht es in der medizinischen Forschung vorrangig um die Erhärtung von Kausalhypothesen zur Entstehung und – vor allem – zur Therapie von Krankheiten.[74] Es gilt also zu belegen, dass eine bestimmte vermeintlich wirksame Behandlung wirklich die *Ursache* für eine eintretende Befundbesserung ist bzw. sein kann. In der modernen Medizin bietet sich zu diesem Zweck ein Spektrum möglicher Kausal-Hinweise an – von theoretischen Überlegungen über Labor- und Tierversuche bis hin zu klinischen Fallberichten, epidemiologischen Untersuchungen und (vor allem) verschiedenen Formen *Klinischer Studien*, die an Patienten systematisch-empirisch belegen sollen, dass die Behandlung im Vergleich zur Nicht-Behandlung den gewünschten Unterschied eintre-

zitierte Dr. Saha als Oberarzt tätig ist, sind Akademisches Lehrkrankenhaus der Universität Duisburg-Essen.

73) Dialogforum Pluralismus in der Medizin/2019.

74) Das schließt nicht aus, dass in manchen praktischen Zusammenhängen – etwa bei Prognosen und Diagnosen – stabile *Indikatoren* oder *Symptome* – wichtiger sein können als Kausalhypothesen. Vgl. Reiss 2017a, S. 68.

ten lässt (Nachweis des *difference-making*).[75] Unter solchen Studien eignen sich, wo immer möglich, doppelt verblindete randomisierte klinische Studien (RCTs) besonders gut zum Ausschluss von Störvariablen und von Verzerrungen in Patientenauswahl und Dateninterpretation. Diese prinzipiellen Vorzüge von RCTs, von denen eine der ersten 1948 unter entscheidender Beteiligung des britischen Epidemiologen und Statistikers Austin Bradford Hill durchgeführt wurde,[76] führte völlig zu Recht zu ihrem zunehmenden Einsatz. In den 1990er Jahren wurden sie zu einem der drei Grundpfeiler der *Evidenzbasierten Medizin* (EBM) erklärt, deren Programm und Definition sich vor allem den kanadischen Medizinern Gordon Guyatt und David Sackett verdankt.[77]

Diese Bewegung und ihr erkenntnistheoretisches Rahmenwerk zeichnen sich durch die überzeugende Grundidee aus, dass Behandlungsentscheidungen in der Regel besonders gut durch positive Ergebnisse möglichst unverzerrter systematischer Praxistests zu rechtfertigen seien – nicht aber allein durch theoretisch oder experimentell entwickelte Behandlungskonzepte, ärztliche Autoritäten oder bloße medi-

75) Vgl.: https://www.gesundheitsforschung-bmbf.de/de/wie-funktionieren-klinische-studien-6877.php.

76) Vgl. Medical Research Council/1948 und Crofton/2006.
Derselbe (für seine Verdienste geadelte) Sir Austin (Bradford Hill) schlug eine Liste von neun Aspekten bei der Begründung von Kausalbehauptung vor (Hill/1965), auf die wir noch zurückkommen.
Als erste bekannt gewordene RCT gilt der „Nürnberger Kochsalzversuch“ von 1835, der die Wirksamkeit ausgerechnet von Homöopathie untersuchen sollte und nicht bestätigte. Als ein Vorläufer gilt zudem der „Skorbut-Versuch“ des Schiffsarztes James Lind, der 1754 zwölf Matrosen in Zweiergruppen aufteilte, diese jeweils unterschiedlich behandelte und so den durchschlagenden Erfolg von Zitronensaft als Skorbut-Prophylaxe erwies.

77) Guyatt et al/1991; Sackett et al/1996. Den zunehmend für wichtig gehaltenen Einschluss von Patientenpräferenzen schon in den *Begriff* der EbM lassen wir hier ebenso außer Acht wie die begriffliche Inklusion persönlich-ärztlicher Erfahrungen. Kritisch zu Entwicklung, Vor- und Nachteilen der EBM inbes. in Deutschland: Raspe/2018.

zinische Überlieferung. Diese Idee war ohne Frage seither ein starker Fortschrittsmotor. Viele Zehntausende von RCTs haben in den vergangenen Jahrzehnten Wirksamkeitshypothesen zum Nutzen der Patient:innen bekräftigt oder aber zu Fall gebracht. Und die skeptische Langsamkeit, mit der die EBM in der Klinik akzeptiert wurde, ist in Teilen durchaus kritikwürdig.[78]

Und doch barg, aus heutiger Sicht, bereits die anfängliche Programmatik der EBM eine gewisse Unschärfe, die sich inzwischen zu einem echten wissenschaftstheoretischen Problem ausgewachsen hat und von dem auch die Beurteilung von Kausalhypothesen bei KAM-Verfahren berührt wird. Besagte Unschärfe beginnt mit dem Verständnis des programmatischen und namengebenden Evidenzbegriffs. In Sacketts epochalem, oft zitiertem kleinem Aufsatz *Evidence based medicine: what it is and what it isn't* von 1996 wird die Bedeutung „externer" (d.h. unabhängig von persönlich-ärztlicher Erfahrung entstandener) „Evidenz" betont. Diese wird dabei implizit mit interner Evidenz kontrastiert und zudem so verwendet, dass ihr rein begrifflich nicht nur Ergebnisse klinischer Studien unterfallen, sondern ausdrücklich auch solche der Grundlagenforschung etc.:

> The practice of evidence based medicine means integrating individual clinical expertise with the best available external clinical evidence from systematic research. […] By best available external clinical evidence we mean clinically relevant research, often from the basic sciences of medicine, but especially from patient centred clinical research. […] Because the randomised trial, and especially the systematic review of several randomised trials, is so much more likely to inform us and so much less likely to mislead us, it has become the "gold standard" for judging whether a treatment does more good than harm. However, some questions about therapy do not require randomized trials (successful interventions for otherwise fatal conditions) or cannot wait for the trials to be conducted. (S. 71/72).

78) Vgl. Raspe/2018.

Nach dieser breiten (und in der Wissenschaftstheorie damals wie heute durchaus gebräuchlichen[79]) Lesart ist „Evidenz" im hier interessierenden Zusammenhang der Oberbegriff für unsystematisch oder systematisch erworbene, experimentell oder theoretisch erarbeitete, starke oder schwache, direkte oder indirekte Hinweise darauf, dass eine Kausalhypothese zutrifft oder nicht zutrifft. Bei dieser Interpretation allerdings wäre trivialerweise das Etikett „EBM" kein hinreichend konkretes erkenntnistheoretisches Programm. Vielmehr wären dann auch Therapie-Entscheidungen auf der Basis von Labor- oder Einzelfall-Erkenntnis nominell „EBM", nur eben zumeist *schlecht* gerechtfertigt.

Das eigentliche EBM-Programm gewinnt also erst dadurch an Kontur, dass es die regelhafte Erforderlichkeit klinischer Studien einklagt und RCTs und Metaanalysen von RCTs zum „Goldstandard" medizinischer Evaluationsinstrumente erklärt. Angesichts der – damals wie heute bestehenden – erheblichen empirischen Defizite bei der Bewertung vieler medizinischer Interventionen war dieses Programm in seiner Stoßrichtung durchaus vernünftig. Doch die exakte Charakterisierung des Programms sollte (damals wie heute) besser heißen: *Medizin auf der Basis einer plausiblen (v.a.) externen Gesamtevidenz, zu der in aller Regel auch Korrelations-Evidenz aus guten klinischen Studien (v.a. RCTs) gehört.* Während *dieses* erkenntnistheoretische Kredo durchaus mit dem Sackettschen Text kompatibel wäre,[80] hat sich die reale EBM-Bewegung in ihrem theoretischen Selbst- und Fremdverständnis dahin entwickelt, Korrelations-Evidenz aus RCTs oder, am zweitbesten,

79) Auf die Doppeldeutigkeit von „Evidenz" als faktisches Hinweis-Datum (*supporting evidence*) und als interpretierter (Teil)-Beweis (*warranting evidence*) gehen wir hier nicht ein (vgl. dazu Reiss/2015, S.342ff.) In letztgenannter Hinsicht ist Evidenz ein gradueller Begriff.

80) Vgl. noch einmal Sackett: "Evidence based medicine is not restricted to randomised trials and meta-analyses. It involves tracking down the best external evidence with which to answer our clinical questions." (S.72).

aus anderen klinischen Studien zur notwendigen und hinreichenden Evaluationsbasis zu erklären und „Evidenz“ bzw. „EBM“ auf diese Weise engzuführen. So wurde zwar letzteres zu einem deutlich präziseren programmatischen Etikett, aber in der Sache hat die beschriebene Engführung, neben allem Aufschwung für klinische Studien, auch nachteilige Folgen: für ein angemessenes Verständnis dessen, was es heißt und heißen sollte, Kausalhypothesen zu bestätigen, und auch für bestimmte Konstellationen praktischer Behandlungs-Bewertungen.

Wir werden im folgenden Abschnitt die in unseren Augen überzeugende Kritik nachzeichnen, die gegenwärtig von einigen Wissenschaftstheoretiker:innen an dieser Entwicklung geübt, aber noch bedauerlich wenig rezipiert wird. An dieser Stelle soll nur festgehalten werden, dass die in der anfänglichen EBM-Programmatik angelegte rudimentäre Orientierung an einer externen „Gesamtevidenz“[81] inzwischen in bestimmten Fällen, zu denen auch KAM gehört, ganz verloren zu gehen droht, weil die EBM-Bewegung sich im Laufe der Jahre immer mehr auf eine qualitativ hierarchische externe „Evidenzpyramide“ festgelegt hat. Als beste Evidenz gelten demnach solide Metaanalysen und RCTs; wissenschaftliche Erklärungen für Krankheits- oder Behandlungs*mechanismen* stehen hingegen ganz unten oder sind sogar gänzlich aus der Reichweite des Evidenzbegriffs ausgeschlossen.[82] Diese methodologische Verengung oder Verhärtung der praktizierten EBM setzt quasi alles ‚auf die Karte‘ der statistischen Korrelations-Evidenz aus RCTs (oder ersatzweise anderen Studien), während Mechanismus-Evidenz (die *dort* so natürlich nicht genannt wird) aus dieser Perspektive weder als Bestätigung noch als Einwand eine maßgebliche Rolle spielt.

Dieser letzte Aspekt erfährt, so lässt sich mutmaßen, eine oberflächliche Nobilitierung durch die in der modernen Wissenschaftstheorie zu Recht vertretene und gelehrte Auffassung, jede Erklärungs-These der Wissenschaft sei prin-

81) "evidence as a whole" ist ein gängiger Begriff in der EBM-kritischen Literatur.

82) Vgl. EBM-Netzwerk/2022; Parkkinen et al/2018.

zipiell fallibel, könnten sich also als revisionsbedürftig herausstellen.[83] Hingegen imponieren die rein statistisch erhobenen Daten der RCTs – wenn sie denn sauber erhoben werden – vielen als objektiv und daher besonders belastbar.

Nach den skizzierten verengten EBM-Maßstäben jedenfalls dürfte man die Homöopathie z.B. nicht auf der Basis ihrer „Informationstheorie" kritisieren – also der Idee, dass sich die Wirksamkeit homöopathischer Inhaltsstoffe trotz oder gerade wegen ihrer Verdünnung erhalte, weil sich im Prozess der Verdünnung Informationen übertrügen –, sondern man müsste sie einzig nach Maßgabe ihrer durch RCTs nachgewiesenen oder nicht nachgewiesenen Wirksamkeit beurteilen.[84]

In dieser letztgenannten Hinsicht wiederum lockt *allgemein* ein erhebliches Manipulations- und Instrumentalisierungspotential, mit dessen Hilfe RCTs frisiert und dann (nicht zuletzt aus ökonomischen Gründen) fälschlich als zuverlässige und aussagekräftige Forschung präsentiert werden können.[85] Genau dies wird auch für Homöopathie-Studien angeprangert – etwa von der oben zitierten *arznei-telegramm*-Redaktion (siehe FN 13).

Die skizzierte Entwicklung hat zur Folge, dass die Hersteller und Anbieter von Homöopathie-Präparaten (und ebenso von KAM im Allgemeinen) in der Öffentlichkeit unwidersprochen wieder und wieder bessere Studien fordern und in Aussicht stellen können, obgleich dies unsinnig ist, unnötigen Ressourceneinsatz verlangt und bei Patienten falsche Erwartungen weckt. Diese Hinhalte-Taktik, die der

83) Aber natürlich schließt der *prinzipielle* Fallibilismus mitnichten aus, dass wir unser Handeln an gerechtfertigten Überzeugungen ausrichten und entsprechende Rechtfertigungskriterien nutzen müssen. Dazu mehr im nächsten Abschnitt.

84) Eichler/2020, S. 457.

85) Namentlich der US-amerikanischen Pharmaindustrie wirft Ioannidis, anfänglich ein großer Befürworter der EbM, massive RCT-Manipulationen vor (Ioannidis 2016). Vgl. auch Chalmers & Glasziou/2009; Dechartres et al/2017: für Cochrane Reviews.

Homöopathie immer wieder ein (absehbar ungültiges) Ticket in Aussicht stellt, muss daher aus grundsätzlicher Perspektive kritisiert werden. Denn jeder neue Versuch, diese Behandlungen mit den klassischen Verfahren der EBM zu bewerten, wird absehbar zum selben Ergebnis führen: Es wird keine methodisch hochwertigen Studien geben, in denen sich genuine positive Effekte von klinischer Relevanz zeigen.

4. Korrekturvorschläge: EBM+ und pragmatistische Erkenntnistheorie

In den letzten 15 Jahren nun haben einige Wissenschaftstheoretiker für eine Reform des verengten erkenntnistheoretischen Rahmens der gegenwärtigen EBM plädiert – wobei KAM-Kontroversen nicht im Fokus stehen, aber manchmal als Beispiel dienen. Zu diesen Autoren gehören insbesondere die Wissenschaftstheoretiker Francesca Russo und Jon Williamson, die seit 2006 in zahlreichen Arbeiten und Koautorschaften das Rahmenwerk *EBM+* (sprich: EBM-plus) entwickelt und dabei einigen Zuspruch erfahren haben.[86] Prominent befürwortet zudem der Wissenschaftsphilosoph Julian Reiss eine „pragmatistische Erkenntnistheorie", die ebenfalls fordert, den Wert klinischer Studien in der Medizin nicht zu verabsolutieren, sondern möglichst viele relevante Aspekte der Gesamtevidenz pragmatistisch zu berücksichtigen.[87] Erstaunlicherweise sind beide Ansätze im deutschsprachigen Schrifttum bisher wenig rezipiert worden[88] und in der deutschen EBM-Bewegung offenbar nicht angekommen. Und das, obgleich der bereits erwähnte RCT-Pionier, Bradford Hill, schon 1965 darauf verwies, dass die Belastbarkeit von Daten aus klinischen Studien u.a. im Licht unseres sonstigen

86) Siehe: http://ebmplus.org. Zur theoretischen Fundierung vgl.: Russo&Williamson/2007; Illari/Russo/Williamson/2011; Russo/Williamson/2011; Williamson/2019; Parkkinen et al/2018; Tresker/2022.

87) Reiss/2014; 2015; 2016.

88) Ausnahmen: Lyre/2018; Eichler/2020.

biologischen Krankheitswissens („*coherence*“) und unseres Hintergrundwissens über die Welt („*plausibility*“) zu bewerten sei.[89]

Beide im Folgenden beschriebenen Ansätze erkennen an, dass es in der Frage, was genau Kausalität der Sache nach (ontologisch) bedeutet, anhaltende philosophische Kontroversen gibt. Sie vertreten vor diesem Hintergrund primär eine praxisorientierte (erkenntnistheoretische) Theorie darüber, wie wir zu belastbaren *Annahmen* über Kausalbeziehungen kommen und kommen sollten.[90]

EBM+ basiert auf der von Russo und Williamson entwickelten These, für die Annahme einer medizinisch relevanten Kausalbeziehung sei normalerweise sowohl „Evidenz“ für die Existenz einer stabilen *Korrelation* zwischen vermeintlicher Ursache und Wirkung erforderlich als auch „Evidenz“ (sic!) für die Existenz eines entsprechenden Kausal*mechanismus*.

> In order to establish a causal claim in medicine one *normally* needs to establish two things: first, that the putative cause and effect are appropriately *correlated*; second, that there is some *mechanism* which explains

---

89) Hill/1965. Er diskutiert hier insgesamt neun Gesichtspunkte, die je nach Kontext zu berücksichtigen seien. Neben den bereits genannten sind es: *strength, specificity, temporality, biological gradient*, sowie *experiment* und *analogy*.
Diese Arbeit wird denn auch von Kritikern der verengten EBM-Auffassung regelmäßig zustimmend zitiert: So Reiss/2017a, S.59ff. und Williamson/2019, S.42f.: EBM+ has “[...] a close affinity to the approach of Austin Bradford Hill, in which causal claims are established by means of a number of indicators, some of which provide good evidence of mechanisms and some of which provide good evidence of correlation.”

90) Natürlich sind erkenntnistheoretische Kausaltheorien nicht ganz *unabhängig* von ontologischen zu entwickeln. Puzzle-Fälle für die Ontologie (wie Überdeterminierung u.a.) können jedoch für die erkenntnistheoretische Praxis ausgeblendet werden. Vgl. Russo/Williamson/2011, S. 566ff.

> instances of the putative effect in terms of the putative cause and which can account for this correlation.[91]

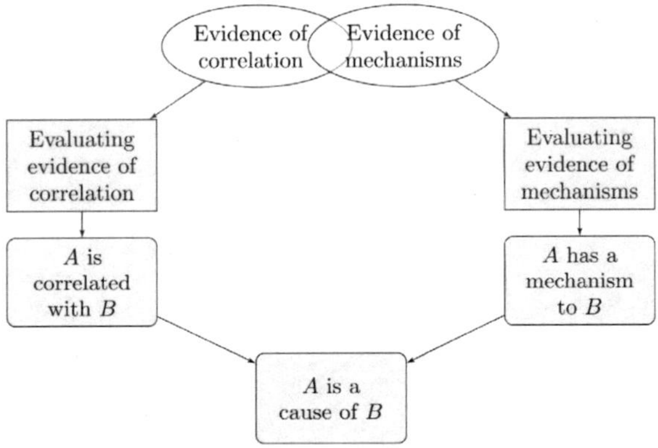

Abbildung 1 (aus Williamson/2019, S. 42: *„Treating evidence of mechanisms alongside evidence of correlation")*

Dabei gehe es bei der ersten Forderung nur um hinreichende probabilistische Korrelationen und beim zweiten Postulat lediglich um die irgendwie plausibilisierte Grundannahme, dass dem Geschehen ein erklärender kausal wirksamer systemischer Komplex oder prozeduraler Vorgang zugrunde liege.[92] Dessen genauere Details müssten nicht notwendigerweise bereits geklärt sein. Zudem könnten der studienbasierte Erkenntnisweg und sein heterogener nicht-studienbasierter Counterpart jeweils beiden Zielen dienen, auch wenn dies nicht der Regelfall sei.

> Both clinical and mechanistic studies can provide evidence of correlation (though clinical studies often provide better evidence of correlation than mechanistic studies). Similarly, both clinical and mechanistic studies

91) Williamson/2019, S. 33; Hrvh. durch uns.

92) Das vieldiskutierte theoretische Problem, wie ein krankheitsverursachendes *Defizit* an irgendeiner Funktion oder einem Stoff unter den Mechanismusbegriff subsumiert werden kann, lassen wir hier außer Acht.

> can provide evidence of mechanisms (although mechanistic studies often provide better evidence).[93]

Diese erkenntnistheoretischen Postulate werden ausdrücklich so verstanden, dass sie beschreiben, wie in der Medizin – und im Übrigen auch in anderen Wissenschaften – der Erkenntnisgewinn über Kausalannahmen faktisch erfolgt und wie er vernünftigerweise erfolgen sollte. Es handelt sich bei EBM+ also um einen rekonstruktiv-normativen Vorschlag, der für den Normalfall die additive und interaktive Bedeutung zweier Erkenntniswege (klinische Studien *und* andere Forschung) und zweier Wissensbereiche (Mechanismus-Wissen *und* Korrelations-Wissen) betont,[94] wobei die beiden genannten Unterscheidungen nicht zusammenfallen müssten.

Nun lässt sich die Bedeutung der Kontroverse zwischen verengter EBM und EBM+ in der Forschungsrealität zu großen Teilen deswegen nicht erkennen, weil dort, wo Kausalannahmen zu Behandlungsentscheidungen führen, ohnehin oft konkordante Mechanismus- *und* Korrelations-Hinweise aus verschiedenen Quellen vorliegen. Erstere wiederum sind meist die Voraussetzung dafür, dass klinische Studien, mit ihrem enormen Zeit- und Ressourcenaufwand, überhaupt geplant und durchgeführt werden. Korrelationshinweise aus Studien wiederum können neue Forschung und damit neue Einsichten über Wirkmechanismen auslösen.[95]

---

93) Parkkinen et al/2018: S.93.

94) "Combining clinical studies with mechanistic studies produces much stronger overall evidence of efficacy than would either type of evidence on its own, because they compensate for each other's weaknesses. For instance, clinical studies can rule out masking: masking occurs when one or more counteracting mechanisms cancel out the effect of the mechanism of action. On the other hand, mechanistic studies can rule out confounding." (Parkkinen et al/2018: S. 93).

95) Ein Beispiel für einen regelrechten Zufallsbefund im Rahmen klinischer Studien ist die erektile Wirkung von Viagra®.

Die strittigen Fragen[96] richten sich daher auf bestimmte Sonderfälle, bei denen es darum geht, ob für medizinische Behandlungsentscheidungen das Hinzuziehen von Korrelations-Evidenz aus Klinischen Studien für Kausalannahmen (i) immer notwendig sei bzw. (ii) in bestimmten auch ohne jedes Mechanismus-Wissen hinreichend sein könne. Die erste Frage ist oft gestellt und an Paradebeispielen wie dem Fallschirm-Springen oder der lebensrettenden Wirkung von Insulin im diabetischen Koma klar beantwortet worden: Andere Beispiele sind manche plausible und im Einzelfall erfolgreiche neue Operationsprozeduren. Bei dramatisch großen Wirkungen, deren Ursachen durch komplex vernetztes Mechanismus-Wissen gestützt sind, bedarf es nach allgemeinem Dafürhalten keiner kontrollierten Studien. Die Schwierigkeit aus ‚verengter' EBM-Perspektive besteht natürlich nicht darin, diese These zuzugestehen, sondern sie theoretisch zu rechtfertigen.[97]

Ein weiteres Anwendungsbeispiel bietet die in der Covid-19-Pandemie tatsächlich kontrovers diskutierte Frage, ob das Empfehlen (oder Verordnen) von Mund-Nasen-Masken auch ohne Klinische Studien gerechtfertigt werden könne. Befürworter:innen verwiesen hier entschieden auf die auch ohne RCTs gute Gesamtevidenz und die geringen Risiken des Maske-Tragens. So sprächen allgemeines Wissen über Tröpfcheninfektionen und Aerosol-Physik sowie positive Masken-Erfahrungen bei anderen Virusinfektionen in asiatischen Ländern massiv zugunsten dieses Präventivinstruments.[98] Das EBM-Netzwerk hingegen kritisierte die Empfehlungen als verfrüht und drängte auf RCTs.[99] Wir meinen: zu Unrecht.

---

96) Mit den epistemologischen und ontologischen Fragen von Kausalität können wir uns hier nicht näher beschäftigen. Vgl. dazu aber: Bartelborth/2013; Reiss/2015; Williamson/2019.

97) Vgl. Williamson/2019, S.45ff. Wir müssen uns mit dieser Frage hier nicht weiter befassen.

98) Vgl. Soares-Weiser K/2020.

99) EBM-Netzwerk/2020.

Von ebenfalls großer Praxisbedeutung ist die zweite obige Frage, ob und ggf. wann die Medizin auf positive Korrelations-Evidenzen aus gut gemachten und korrekt ausgewerteten Klinischen Studien auch dann bauen darf, wenn es *keinerlei* Mechanismus-Wissen zugunsten einer Kausalbehauptung gibt. Offenkundig ist die Frage nach der Relevanz isolierter Korrelations-Evidenzen aus KAM-Studien ein Unterfall dieser Konstellation. Wer die Frage bejaht, verweist nicht selten auf wirksame Interventionen wie die Gabe von Aspirin zur Schmerzstillung oder tiefe Hirnstimulation bei bestimmten Patienten mit der Parkinson'schen Krankheit: Diese Behandlungen seien etabliert worden, ohne dass man die Wirkmechanismen auch nur im Ansatz gekannt habe. Ob diese Behauptung zutrifft oder nicht: Die erkenntnistheoretische Belastbarkeit von *alleinigem* Korrelationswissen hängt offensichtlich entscheidend von den Effektstärken einerseits ab und andererseits davon, was genau die Überzeugungen auf der Mechanismus-Seite sind: Hier nämlich macht es einen maßgeblichen Unterschied, ob – wie von manchen für den Aspirinfall behauptet – keine (direkte) positive Erklärung zur Verfügung steht, oder ob die Behauptung einer Kausalbeziehung zwischen Intervention und behaupteter Wirkung in hohem Maße *inkohärent* mit dem verfügbaren Hintergrundwissen ist. Hier, so die in unseren Augen berechtigte Kritik an der RCT-Verabsolutierung, könne das gegenläufige Hintergrundwissen Korrelations-Evidenzen wirksam „aushebeln".[100]

Williamson erläutert diese Konstellation am Beispiel einer tatsächlich und akkurat durchgeführten RCT, die zu belegen schien, dass der klinische Verlauf von Sepsis-Patienten durch nachträgliche Ferngebete positiv beeinflusst werden kann.[101] Einmal abgesehen davon, dass eine einzige RCT in al-

100) Williamson/2019, S.48ff. (die gestrichelten Pfeile sollen ein Infragestellen (schwache Strichelung) bzw. pragmatisches Ausschließen (starke Strichelung) ausdrücken.

101) Leibovici/2001. Die scheinbar wirksamen Fürbitten wurden pauschal für Patientengruppen gesprochen, und zwar mehrere Jahre *nach* deren Erkrankungen.

ler Regel keine hinreichende Korrelations-Evidenz zu liefern vermag, schließt das Fehlen jeglicher Erklärungsmöglichkeit für solche Effekte auf dem Boden vorhandenen Wissens nach Russow und Williamson einen Kausalitätsnachweis aus (vgl. Abb.2). Dasselbe Folgerung muss laut Williamson auch für die Homöopathie (und andere entsprechende KAM-Konstellationen) aus ihrer tiefgreifenden Inkohärenz mit akzeptierten Naturgesetzen, anerkannten Erklärungsmechanismen etc. gezogen werden. Wir finden das plausibel.

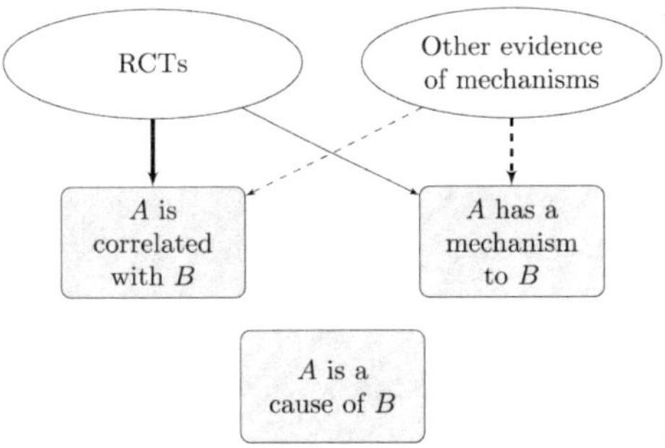

Abbildung 2 (aus Williamson/2019, S. 49: „*Evidence of a lack of mechanism can trump RCTs*)

Eine etwas schwächere Position, die sich jedoch in allen diskutierten Praxisfällen mit EBM+ einig ist, vertritt Julian Reiss mit der von ihm vertretenen *pragmatistischen* oder *inferentialistischen* Erkenntnistheorie[102], die er dem *Experimentalismus* der EBM kritisch gegenüberstellt:

> The *experimentalist* approach maintains that randomized experiments are the "gold standard" of causal inference and discounts evidence about causal claims from other sources. *Evidence- based medicine* and other movements that carry the "evidence- based" label are rooted in the experimentalist approach. *Inferentialism*, by contrast, holds that causal claims are inferred from

102) Auf der Ebene der Erkenntnistheorie verwendet Reiss beide Begriffe offenbar austauschbar. Vgl. Reiss/2015 vs. 2017a.

> diverse bodies of evidence – bioassays, laboratory experiments with animal models, cohort and case- controlled studies, case reports, clinical trials – using pragmatic guidelines such as Hill's. The approach is very widely used in biomedical research, but inferentialists tend to be less vocal than their evidence-based colleagues.[103]

Reiss zufolge gibt es kein überzeugendes Argument dafür, dass bei der Begründung von Kausalannahmen RCT-Resultate grundsätzlichen Vorrang vor Evidenzen aus anderen Quellen hätten.[104] Vielmehr komme es drauf an, Erkenntnisse aus verschiedenen Quellen zur wechselseitigen Ergänzung und Korrektur zusammenzuführen.

> Although a well-designed randomized trial eliminates a host of confounders all at once, according to the inferentialist, no feature of experimental design can guarantee that all potential errors, including those having to do with the measurement of outcomes, with data analysis and reporting, with publication and many other aspects of the inference, have been ruled out. Whether or not they have been ruled out remains a judgment that can only be made after the *entire body of evidence* has been consulted.[105]

Dabei, so Reiss, solle man kontextabhängig und mithilfe pragmatischer Kriterien („*pragmatic guidelines such as Hill's*")[106] vorgehen solle. Eine spezifische Erforderlichkeit von Mechanismus-Wissen, wie Russo und Williamson sie vertreten, wird von Reiss ausdrücklich nicht unterschrieben, weil es auch dafür kein überzeugendes Argument gebe. Allerdings geben gerade die nicht auf Studien beruhenden Bestandteile der beschworenen Gesamtevidenz in der Regel Hinweise auf die Plausibilität eines Kausalmechanismus.

---

103) Reiss/2016, S. 59. Hrvh. durch uns.

104) Zur vermeintlich belegten grundsätzlichen Überlegenheit von RCTs gegenüber Beobachtungsstudien siehe etwa Reiss/2017b.

105) Reiss/2017a, S.62, Hrvh. durch uns.

106) aaO, S.59.

Zur Gesamtevidenz, das kam bereits mehrfach zur Sprache, gehört ganz entscheidend unser jeweils kontextrelevantes Hintergrundwissen. Damit ist dasjenige Corpus gegenwärtig als vertrauenswürdig geltender wissenschaftlicher Überzeugungen gemeint, die positiv oder negativ, direkt oder durch Analogieschluss eine bestimmte Kausalannahme stützen oder in Frage stellen. Die Beurteilung dieser konkreten wie generellen Überzeugungen muss von deren Erklärungskohärenz abhängen: davon, in welchem Ausmaß und wie tief sie mit anderen Kausalannahmen stützend vernetzt sind, welche Alternativerklärungen sie ausschließen, welche Beobachtungsdaten sie verständlich machen und welche Ereignisse sie vorhersagen.

Die Berücksichtigung überzeugender Gesamtevidenz dieser Art hätte, so hat Paul Thagard kürzlich für unser Eingangsbeispiel der Covid-19-Masken dargelegt, die Forderung nach klärenden RCTs *vor* Einführung einer Maskenpflicht ad absurdum geführt.[107] Und für die Homöopathie müsste die Inkohärenz der Wirksamkeit von abstrus hergestellten wirkstofflosen Präparaten mit allen unseren sonstigen Kausalerklärungen den angeblich gegenläufigen Daten den Erklärungsboden unter den Füßen wegziehen.[108]

---

107) Thagard/2021. In seiner Analyse wird auch noch einmal deutlich, wie groß die Rolle der Sozialwissenschaften, der Psychologie etc. für medizinpolitische Entscheidungen sein kann.

108) In diese Richtung hat bemerkenswert früh Christian Weymayr/2013 mit dem Verweis auf mangelnde „Scientabilität" argumentiert: Diese, so Weymayr, solle einer Hypothese und der auf ihr basierenden Studie erst dann zugestanden werden, „wenn die zu prüfenden Interventionen sicheren Erkenntnissen nicht widersprechen" (S.610). Dabei versteht er unter „sicherer" ausdrücklich keine „unumstößliche" Erkenntnis.

Letzteres zu behaupten oder umgekehrt einer gegenläufigen Überzeugung eine Null-Wahrscheinlichkeit zuzuschreiben, verstieße denn auch gegen das wissenschaftstheoretische Dogmatismusverbot (vgl. Bartelborth/2013, S.31f.). Dieses Verbot schließt jedoch nicht aus, eine Überzeugung für so extrem unplausibel zu halten, dass sie für die Praxis keine Rolle spielen sollte.

5. Konkrete Auswege

Was nun folgt aus der voranstehenden Zwischenbilanz? Zunächst sei noch einmal betont, dass die hier vorgetragene Kritik sich keinesfalls gegen die Grundidee der EBM-Bewegung richtet, sondern nur gegen deren „Radikalisierung" in Form einer wissenschaftstheoretischen Verabsolutierung von RCT-Evidenz.

Sodann muss ein nicht-triviales Folgeproblem unserer Position zugestanden werden, das in der *Bewertung* der Gesamtevidenz besteht, die in einem gegebenen Kontext vorliegt. Wer und nach welchen Maßstäben sollte sie vorgenommen werden?

Eine naheliegende Hoffnung bestünde darin, den verschiedenen Überzeugungen Wahrscheinlichkeiten zuzuschreiben, wie dies der Bayesianismus tut. Hiernach ist die klassische Erkenntnistheorie mit ihren entweder geltenden oder nicht geltenden Überzeugungen durch das Einführen von Überzeugungs*graden* zu ersetzen.[109] Eine Konsequenz könnte dann darin bestehen, die Aussagekraft von Wirksamkeitsdaten etwa aus Homöopathiestudien im Licht ihrer extrem niedrigen Vorher-Wahrscheinlichkeiten als Wirksamkeitsbeleg entsprechend zu diskontieren. So bestechend die Idee wäre, die klassische EBM-Methodik durch quantifizierte Vorab-Einschätzungen der Wahrscheinlichkeiten für einen Nutzenerweis zu ergänzen, scheint sie nach vorherrschender Ansicht, der wir uns anschließen, unrealistisch. Für objektive Wahrscheinlichkeiten nämlich gibt es in fast allen Fällen keine Datengrundlage. Subjektive Wahrscheinlichkeiten hingegen würden sich dem Vorwurf der Beliebigkeit aussetzen. Die Entwicklung eines die herkömmliche EBM-Systematik ergänzenden Algorithmus, der anzeigen würde, welche Verfahren (analog zur Homöopathie) nicht weiter beforscht werden sollten, erscheint somit nicht aussichtsreich.

---

109) Siehe dazu ausführlich und mit einer Art pragmatischer Hybridform sympathisierend, wo immer möglich: Bartelboth/2013, insbes. Abschn. 2 und 3.

Der andere Weg läuft, wie auch von den oben zitierten Autoren vertreten, über „pragmatische Kriterien“ (à la Bradford Hill), von denen keines mit fixem Gewicht versehen und keines den Status einer notwendigen oder hinreichenden Bedingung hat. Hier wird an einen transparenten und ehrlichen wissenschaftlichen Einigungsprozess appelliert, der der naiven Hoffnung zuwiderläuft, bloße Daten zur objektiv eindeutigen Grundlage medizinischer Behandlungen machen zu können. Und doch entspräche eine dem jeweiligen Kontext der Fragestellung angepasste Berücksichtigung der Gesamt-Evidenz dem wissenschaftstheoretischen Goldstandard. Hierfür müssten erkenntnistheoretische Weichen gestellt und institutionelle Wege gefunden werden.

Auch der Ärzteschaft, den Nachwuchs-Mediziner:innen, der Politik und der Öffentlichkeit muss erklärt werden, an welchen ethischen und medizintheoretischen Einwänden die Berechtigung einer Parallelwelt neben der wissenschaftsorientierten Medizin scheitert. Dabei sind wir überzeugt, dass es nicht gelingen kann, den Kreis der wirklich KAM-Gläubigen von ihren Haltungen abzubringen oder KAM-Verfahren aus der Welt zu verbannen: Aberglaube gehört zur menschlichen Geschichte – aber eben nicht zur modernen Medizin.

Fern von einer Patentlösung wäre es bereits ein Riesenschritt, der Forderung nach weiteren klinischen Studien bei beforschten und hochgradig implausiblen Methoden wie der Homöopathie, der anthroposophischen Medizin oder der „Traditionellen Chinesischen Medizin“ (TCM) zu widersprechen. Die medizinischen Fakultäten, die sich an solcher Forschung dennoch beteiligen, handeln gegen den ehernen Grundsatz, ihre Expertise, ihre Zeit und ihr Geld für plausibel erwartbaren echten Erkenntnisgewinn und Fortschritt einzusetzen.

Wir können mit unseren voranstehenden Überlegungen nicht *grundsätzlich* ausschließen, dass es für einzelne als KAM klassifizierte Verfahren in der Zukunft belastbare klinische Wirksamkeitsnachweise geben mag. Aber es gibt gute Gründe, das gegenwärtige Laissez-Faire gegenüber der Entwicklung und Publikation von KAM-Studien sowie die Aufnahme von KAM-Verfahren in den Lehrkanon der Universitäten und medizinischer Fachverbände nicht weiter zu tolerieren. So wie sich auch in anderen Lebensbereichen verantwortliches und rational begründetes gesellschaftliches Handeln an den Ergebnissen und Methoden der Wissenschaft orientieren muss, soweit sie vernetzt, bewährt und breit konsentiert sind, muss dies auch für die Medizin gelten.

6. Literaturverzeichnis

arznei-telegramm, Redaktion (2022): wissenschaftlich und ethisch unbefriedigende Homöopathie-Studien. a-t (53:5), S. 37.

Australian Government National Health and Medical Research Council (2015). https://www.nhmrc.gov.au/file/14825/download?token=40ze36WK.

Bartelborth, T. (2013): Sollten wir klassische Überzeugungssysteme durch bayesianische ersetzen? In: Logos 3, S. 2–68.

Bundesministerium für Bildung und Forschung: Gesundheitsforschung. https://www.gesundheitsforschung-bmbf.de/de/wie-funktionieren-klinische-studien-6877.php (Zugriff Juli 2022).

Burkhard, B. (2008): Risikofreie Komplementär- und Alternativmedizin? Zeitschrift für Evidenz, Fortbildung und Qualität im Gesundheitswesen (102:9), S. 568–573. doi:10.1016/j.zefq.2008.09.019.

Chalmers I., Glasziou P. (2009) Avoidable waste in the production and reporting of research evidence. The Lancet (374: 9683): S.86–89.

Crofton J. (2006): The MRC randomized trial of streptomycin and its legacy: a view from the clinical front line. J R Soc Med. 2006 Oct;99(10):531-4. doi: 10.1258/jrsm.99.10.531.

Dechartres, A., Trinquart, L., Atal, I. et al (2017). Evolution of poor reporting and inadequate methods over time in

20.920 randomised controlled trials included in Cochrane reviews: research on research study. *BMJ*, *357*.

EBM-Netzwerk (2020) Stellungnahme: COVID-19: Wo ist die Evidenz? https://www.google.com/url?sa=t&rct=j&q=&esrc=s&source=web&cd=&ved=2ahUKEwiijOfw5fP5AhWF7qQKHZogA6IQFnoECA8QAQ&url=https%3A%2F%2Fwww.ebm-netzwerk.de%2Fde%2Fveroeffentlichungen%2Fpdf%2Fstn-20200903-covid19-update.pdf&usg=AOvVaw2LEhGdDJBJtos1HupwJWpo (Zugriff August 2022)

EBM-Netzwerk (ohne Angabe des Publikationsdatums): Arbeitsmaterialien. https://www.ebm-netzwerk.de/de/service-ressourcen/ebm-basics/arbeitsmaterialien (Zugriff Juli 2022).

Eichler, M. (2020): Das menschliche Urteil in der evidenzbasierten Medizin. In: Der Onkologe 26, S. 456–464.

Ernst, E. (2017): Official Verdicts on Homeopathy: https://edzardernst.com/2017/04/official-verdicts-on-homeopathy/.

Ernst, E. (2020): Contemplating the Risks of so-called Alternative Medicine:

https://edzardernst.com/2020/06/contemplating-the-risks-of-so-called-alternative-medicine-scam/.

French Academies of Medicine and Pharmacy (2019):

https://www.academie-medecine.fr/lhomeopathie-en-france-position-de-lacademie-nationale-de-medecine-et-de-lacademie-nationale-de-pharmacie/.

Frei N. und Nachtwey O. (2021): Quellen des «Querdenkertums». Eine politische Soziologie der Corona-Proteste in Baden-Württemberg. Universität Basel https://www.bing.com/search?q=frei+nachtwey+böll&cvid=0da2d5d9352d435f8279188c542e3ee0&aqs=edge.69i57.4801j0j1&pglt=43&FORM=ANNTA1&PC=U531.

Gavura, S (2016): Is it ethical to sell complementary and alternative medicine? https://sciencebasedmedicine.org/isit-ethical-to-sell-complementary-and-alternative-medicine/ (Zugriff August 2022).

Grand View Research (2020): Complementary And Alternative Medicine Market Size, Share & Trends Analysis […] 2021 – 2028 (https://www.grandviewresearch.com/industry-analysis/complementary-alternative-medicine-market).

Guyatt G, Cairns J, Churchill D, et al. (1992). Evidence-based medicine. A new approach to teaching the practice of medicine". JAMA. 268 (17): 2420–5. Doi:10.1001/jama.268.17.2420.

Ha, J.F., Longnecker N. (2010) Doctor-patient communication: a review. Ochsner Journal (10: 1): S. 38–43.

Hill, A. B. (1965): The environment and disease: association or causation?*Journal of the Royal Society of Medicine*, *108*(1), 32-37.

Hróbjartsson, A., Gøtzsche, P. C. (2010). Placebo interventions for all clinical conditions. *The Cochrane database of systematic reviews*, *2010*(1), CD003974. https://doi.org/10.1002/14651858.CD003974.pub3.

Hübner, J. (2021): Komplementäre und Alternative Medizin sorgfältig unterscheiden. In: Im Fokus Onkologie. Springer. S. 3–6.

Illari, P. M./Russo, F./Williamson, J. (2011): Causality in the Sciences. Oxford University Press.

Institut für Qualität und Wirtschaftlichkeit im Gesundheitswesen (IQWiG) (ohne Datum – Zugriff Juli 2022): Die Geschichte der evidenzbasierten Medizin: https://www.gesundheitsinformation.de/die-geschichte-der-evidenzbasierten-medizin.html.

Jacob C. Ursprünge der Impfskepsis (2021). Eine deutsche Besonderheit. Taz 20.12.2021

Ioannidis, J. P. (2016): Evidence-based medicine has been hijacked: a report to David Sackett. In: Journal of clinical epidemiology 73, S. 82–86.

Kaptchuk, T.J., Miller, F.G. (2015): Placebo Effects in Medicine. N Engl J Med. (373: 1): S. 8–9.

Karl und Veronica Carstens-Stiftung (ohne Zeitangabe) (Zugriff 01.06.2022): https://www.carstens-stiftung.de/ueber-interne-und-externe-evidenz.html.

Lamberty, P, Imhoff R. (2018): Powerful Pharma and Its Marginalized Alternatives? Social Psychology; 49: S. 255-270.

Leibovici, L. (2001): Effects of Remote, Retroactive Intercessory Prayer on Outcomes in Patients with Bloodstream Infection: Randomised Controlled Trial. British Medical Journal 323: S.1450–1451.

Lyre, H. (2018): Medizin als Wissenschaft – eine wissenschaftstheoretische Analyse. In: Ringkamp, D. & Wittwer, H. (Hg.): Was ist Medizin? Der Begriff der Medizin und seine ethischen Implikationen". Alber, Freiburg: S. 143–166.

Medical Research Council (1948): Streptomycin treatment of tuberculous meningitis. *Lancet*, *1*(582), e96.

Parkkinen, V.-P./Wallmann, C./Wilde, M./Clarke, B./Illari, P./Kelly, M. P./Norell, C./Russo, F./Shaw, B./Williamson, J. (2018): Evaluating Evidence of Mechanisms in Medicine: Principles and Procedures. Cham: Springer International Publishing. (= SpringerBriefs in Philosophy).

Raspe H. (2018): Eine kurze Geschichte der Evidenz-basierten Medizin in Deutschland. Medizinhistorisches Journal (53:1), S. 71–82.

Reiss, J. (2014): What's wrong with our theories of evidence? In: THEORIA. Revista de Teoría, Historia y Fundamentos de la Ciencia 29, S. 283–306.

Reiss, J. (2015): A pragmatist theory of evidence. In: Philosophy of Science 82, S. 341–362.

Reiss, J. (2017a): Inference in Medicine. In: Solomon, Miriam/Simon, J. R./Kincaid, H. (Hrsg.): The Routledge Companion to Philosophy of Medicine. London, New York: Routledge, Taylor & Francis Group. S. 58–70.

Reiss, J. (2017b): Talk: RCT and Observational studies, is there a conflict? https://www.youtube.com/watch?v=XyN-qR6cXULM

Russo, F./Williamson, J. (2007): Interpreting causality in the health sciences. In: International studies in the philosophy of science 21, S. 157–170.

Russo, F./Williamson, J. (2011): Epistemic causality and evidence-based medicine. In: History and philosophy of the life sciences, S. 563–581.

Sackett, D. L./Rosenberg, W. M./Gray, J. M./Haynes, R. B./Richardson, W. S. (1996): Evidence based medicine: what it is and what it isn't. British Medical Journal. S. 71–72.

Schmacke, N. (Hrsg.) (2016): Der Glaube an die Globuli. Suhrkamp Verlag.

Soares-Weiser K et al. (2020): Policy Makers Must Act on Incomplete Evidence in Responding to COVID-19. Cochrane Database Systematic Reviews, Nov 20, No. 11, ED000149.

Thagard, P. (2021): The Cognitive Science Of COVID-19: Acceptance, Denial, And Belief Change. Methods 195: S. 92–102

Thiessen M. (2021): Auf Abstand. Eine Gesellschaftsgeschichte der Coronapandemie. Campus, Frankfurt am Main.

Tresker, S. (2022): Treatment Effectiveness and the Russo–Williamson Thesis, EBM+, and Bradford Hill's Viewpoints. In: International Studies in the Philosophy of Science, S. 1–28.

Troehler U (2020/21) Probabilistic thinking and the evaluation of therapies, 1700–1900 Journal of the Royal Society of Medicine. Three parts in: Vol. 113(7) 274–277; *113(9) 360–366*; Vol. 114(3) 132–139.

UK Science and Technology Committee (2009): https://publications.parliament.uk/pa/cm200910/cmselect/cmsctech/45/4504.htm#a18 (August 2022).

Vinkers, C.H., Lamberink H.J., Tijdink J.K. et al. (2021) The methodological quality of 176,620 randomized controlled trials. PLoS Biol 19(4): e3001162. https://doi.org/10.1371/journal.pbio.3001162

Weymayr, C. (2013): Scientabilität – ein Konzept zum Umgang der EbM mit homöopathischen Arzneimitteln. Zeitschr. für Evidenz, Fortbildung und Qualität im Gesundheitswesen (107: 9–10), S. 606–610.

Williamson, J. (2019): Establishing Causal Claims in Medicine. In: International Studies in the Philosophy of Science 32, S. 33–61. EBM-Netzwerk, 2020. https://www.ebm-netzwerk.de/de/veroeffentlichungen/pdf/stn-20200903-covid19-update.pdf.

7. Memorandum (2023)
Homöopathie in der Apotheke

Norbert Aust, Sabine Breiholz (Gastautorin), Edzard Ernst, Iris Hundertmark (Gastautorin), Oliver R. Scholz

1. Zusammenfassung

Durch fragwürdige Regelungen im deutschen Arzneimittelrecht kann für Homöopathika der Status eines Arzneimittels erlangt werden, ohne dass ein valider Wirksamkeitsnachweis erbracht werden muss. Als Arzneimittel dürfen diese Präparate dann nur in Apotheken an die Kunden abgegeben werden, womit allerdings eine Verpflichtung entsteht, diese auf Wunsch bzw. Verordnung auch zu liefern. Es gibt jedoch eine nennenswerte Anzahl von Apotheken, die weit darüber hinausgehen und Homöopathika als sinnvolle Therapieoption bewerben, indem sie sie an prominenter Stelle in der Fensterauslage darbieten. Oder den Kunden wird die Anwendung empfohlen, es werden entsprechende Vortragsveranstaltungen unterstützt und vieles mehr. Oftmals werden sogar homöopathische Präparate nach eigener Rezeptur hergestellt und unter eigenem Namen vermarktet.

Damit Apotheker und pharmazeutisch-technische Assistenten (PTAs) ihre wichtige Aufgabe in der ordnungsgemäßen Versorgung der Bevölkerung mit Arzneimitteln wahrnehmen können, müssen sie ein wissenschaftliches Studium der Pharmazie bzw. eine staatlich geregelte Ausbildung erfolgreich abgeschlossen haben. Hiermit soll gewährleistet werden, dass die Kunden entsprechend dem jeweils aktuellen Kenntnisstand über ihre Medikamente informiert und sachgerecht beraten werden.

Nach erfolgreichem Abschluss der Ausbildung bzw. des Studiums sind PTAs und Apotheker ohne Zweifel in der Lage, zu erkennen, dass Homöopathika nicht über Placebo hinaus wirksam sein können. Sie weisen keinen nennenswerten Gehalt an Wirkstoffen auf - sofern etwa bei den als besonders wirksam geltenden Hochpotenzen überhaupt noch aktive Bestandteile vorhanden sind. Folglich handeln Apotheker und PTAs wider besseren Wissens zum Nachteil ihrer Kunden, wenn sie durch ihre Handlungen den Eindruck erwecken, dass Homöopathika eine sinnvolle Therapieoption darstellten und die Kunden dadurch zu Kauf und Anwendung animiert werden.

Homöopathika haben zwar in Abwesenheit von relevanten Mengen pharmakologisch wirksamer Substanzen in den Präparaten kein direktes Schadenspotenzial, dennoch ist ihre Verbreitung kritisch zu sehen. Nicht nur vergeht beim vergeblichen Abwarten einer Wirkung unnötig Zeit, die den Beginn einer wirksamen Therapie verzögern kann. Eine Hinwendung zur Homöopathie geht oftmals mit einer kritischen Distanz bis hin zur Ablehnung der Methoden und Errungenschaften der wissenschaftlich orientierten Medizin und des öffentlichen Gesundheitswesens einher, etwa wenn die Homöopathie als Gegenpol zu einer als bedrohlich dargestellten „Pharma-Mafia" positioniert wird.

Der Münsteraner Kreis appelliert an die Apotheker und PTAs in Deutschland, Homöopathika nicht mehr als wirksame Therapieoption zu bewerben, sie nicht mehr in Eigenregie herzustellen und zu vermarkten und ihre Kunden dahingehend zu beraten, dass keine über Placebo hinausgehende Wirksamkeit homöopathischer Präparate gegeben ist. Die Apothekerkammern und andere Träger für Weiterbildungen werden aufgefordert, Lehrgänge zur Homöopathie nicht mehr anzubieten - allenfalls noch, wenn inhaltlich darauf abgezielt wird, die oftmals abstrusen Behauptungen der Anhänger überzeugend zu widerlegen.

2. Einführung und Problemstellung

„Zu Risiken und Nebenwirkungen lesen Sie die Packungsbeilage und fragen Sie Ihren Arzt oder Apotheker." Dieser Hinweis muss nach § 4 (3) Heilmittelwerbegesetz (HWG) jeder Werbung für Arzneimittel beigegeben werden, die sich nicht an Fachkreise richtet[110]. Damit fällt dem Personal in den Apotheken, den verantwortlichen Apothekern und den dort tätigen pharmazeutisch-technischen Assistenten (PTAs), eine Schlüsselrolle im Gesundheitswesen zu: Sie sind die Gewährsleute dafür, dass der Patient als medizinischer Laie

110) vgl. Heilmittelwerbegesetz

zutreffend über Arzneimittel informiert wird, um auf dieser Grundlage bestmögliche Entscheidungen treffen zu können.

Man sollte meinen, dass die Homöopathie in Apotheken keinen Bestand haben kann, schließlich handelt es sich um eine Heilslehre, deren Grundlagen aus einer Zeit stammen, als es noch keine nennenswerte Forschung in der Medizin gab. Im Licht des heutigen Wissensstandes sind die Grundlagen als längst widerlegt anzusehen. Aber das trifft nicht zu! Auch wenn keine aussagefähigen statistische Daten hierzu vorliegen, sind es gewiss nicht nur vernachlässigbare Einzelfälle, in denen den Patienten in der Apotheke die Anwendung homöopathischer Präparate nahegelegt wird, ja die Mittel sogar durch entsprechende Darstellung und Platzierung im Schaufenster als sinnvolle Therapieoptionen beworben werden. Es gibt sogar eine ganze Reihe von Apotheken, die selbst Homöopathika herstellen und sie unter eigenem Namen und auf eigene Rechnung vertreiben[111]. Selbst so abstruse Dinge wie die Herstellung von individuellen Nosoden wird angeboten, also homöopathische Zubereitungen aus Körpersekreten und Ausscheidungen sowie Körpergewebe des Kunden, etwa aus Plazenta, Nabelschnur, Urin etc.

Ohne Zweifel: in einem bestimmten Rahmen sind Apotheken gezwungen, Homöopathika an den Kunden abzugeben. Durch einen Webfehler im Arzneimittelrecht können Homöopathika nämlich durch eine einfache Registrierung den Status eines Arzneimittels erhalten, ohne dass je ein valider Nachweis dafür hätte erbracht werden müssen, dass sie überhaupt mehr als ein Placebo zur Heilung, zur Linderung oder zur Verhütung krankhafter Beschwerden beitragen kön-

---

111) Eine statistische Auswertung zur Anzahl der entsprechend aktiven Apotheken in Deutschland liegt nicht vor, so dass eine quantitative Aussage nicht möglich ist. Jedoch liefert die Google-Suche nach ‚Herstellung individueller Nosoden‘, einem Teilgebiet der Herstellung von Homöopathika, ca. 11.200 Treffer für den deutschsprachigen Raum. Beispiel: https://www.stadtapotheke24.de/apotheke/herstellung-von-arzneimitteln/autonosoden/

nen[112]. Auch eine Zulassung ist möglich, weil dabei die „medizinische Erfahrungen der jeweiligen Therapierichtung“ zu berücksichtigen sind[113], was durch eine weitgehend aus Homöopathen bestehende Kommission des Bundesinstituts für Arzneimittel und Medizinprodukte bewertet wird[114]. Weil sie als Arzneimittel gelten, dürfen sie nur in Apotheken an den Patienten abgegeben werden[115] – und die Apotheken müssen diese Scheinmedikamente nolens volens liefern, wenn sie beispielsweise ärztlich verordnet worden sind oder wenn der Kunde sie verlangt.

Ein aktives Bewerben und Vertreiben dieser Präparate oder gar die Herstellung und die aktive Vermarktung eigener homöopathischer Rezepturen sind jedoch etwas ganz anderes! Wenn akademisch ausgebildete Apotheker oder staatlich geprüfte PTAs, Menschen also, die über vertieftes Fachwissen auf dem Gebiet der Arzneimittel verfügen, mit der Beratung quasi eine gesetzlich auferlegte Aufgabe wahrnehmen, muss man sich darauf verlassen können, dass diese die Grundlagen ihres Faches verstanden und nicht vergessen haben – und auch nicht bewusst ignorieren.

Der Münsteraner Kreis möchte mit diesem Memorandum dafür eintreten, dass auch die Apotheken sich daran beteiligen, die Homöopathie auf das zurückzuführen, was sie ist: eine längst überholte Heilslehre, die auf eher mystischen Postulaten beruht, deren Validität nie wissenschaftlich nachgewiesen werden konnte, und die folglich in einem modernen Gesundheitswesen keinen Platz haben darf.

Um die Argumentation nicht ausufern zu lassen, hat der folgende Text ausschließlich die Homöopathie zum Thema. Gleichwohl gelten diese Überlegungen ebenso auch für andere Therapierichtungen, in denen Präparate verwandt werden, die keinen oder keinen nennenswerten Gehalt an Wirkstoffen auf-

112) vgl. §§ 38 und 39 Arzneimittelgesetz

113) vgl. § 25 (2) Arzneimittelgesetz

114) vgl. § 25 (6) Arzneimittelgesetz

115) vgl. § 43 Arzneimittelgesetz

weisen, etwa Schüßler-Salze oder Bachblüten. Auch anthroposophische Heilmittel, soweit deren Wirkstoffe ebenfalls durch Potenzieren praktisch vollständig aus der Zubereitung entfernt worden sind, fallen hierunter. Zur Fragwürdigkeit der anthroposophischen Lehre insgesamt wird auf das Memorandum des Münsteraner Kreises zu diesem Thema verwiesen[116].

3. Apotheker und Pharmazeutisch-Technische Assistenten (PTAs)

Den Apotheken obliegt die im öffentlichen Interesse gebotene Sicherstellung einer ordnungsgemäßen Versorgung der Bevölkerung mit Arzneimitteln. So steht es in § 1 des Apothekengesetzes[117]. Dort ist weiter festgelegt, dass der Leiter einer Apotheke über eine entsprechende Approbation verfügen muss, um die dafür notwendige Erlaubnis der zuständigen Behörde zu erhalten. In der Apothekenbetriebsordnung wird festgelegt, dass pharmazeutische Tätigkeiten, dazu gehören die Information und Beratung über Arzneimittel sowie deren Abgabe an den Kunden, nur durch pharmazeutisches Personal erfolgen darf[118]. Dies sind neben dem Apotheker in der Hauptsache die pharmazeutisch-technischen Assistenten (PTAs). Im Falle der Selbstmedikation muss festgestellt werden, ob das gewünschte Arzneimittel zur Anwendung bei der vorgesehenen Person geeignet erscheint. Hierzu muss der Apotheker Informationen bereitstellen, um Patienten und anderen Kunden zu helfen, eine sachkundige Entscheidung zu treffen[119].

Gerade im Bereich der Alternativmedizin ist es verbreitet, dass Patienten bereit sind, bestimmte Therapien zu erproben, ohne vorher einen Arzt aufgesucht zu haben. Hieraus erwächst der Kundenberatung eine noch stärkere Bedeutung,

116) s. MK_Antroposophie

117) vgl. Apothekengesetz, § 1

118) vgl. Apothekenbetriebsordnung, § 1a (2) und § 3 (5)

119) vgl. ebd. § 20 (2) und § 20 (3)

denn in der Apotheke erfolgt in diesen Fällen die einzige fachliche Konsultation[120].

Damit Apotheker und PTAs diesen Ansprüchen auch gerecht werden können, müssen sie eine in der „Approbationsordnung für Apotheker[121]" bzw. der „Ausbildungs- und Prüfungsverordnung für pharmazeutisch-technische Assistentinnen und pharmazeutisch-technische Assistenten[122]" ausführlich geregelte Ausbildung durchlaufen und die darin vorgesehenen staatlichen Prüfungen erfolgreich abgelegt haben. Pharmakologie bzw. Arzneimittelkunde, also die Lehre, wie Arzneimittel im Körper wirken, sind in beiden Fällen grundlegende Fachgebiete der Ausbildung.

Im Gegensatz etwa zur gegenwärtig gültigen ärztlichen Approbationsordnung[123] wird in beiden Regelungen an keiner Stelle auf die Homöopathie oder andere pseudomedizinische Lehren Bezug genommen. Aus der persönlichen Erfahrung der zwei Autorinnen, die ein Pharmaziestudium (IH) bzw. eine Ausbildung zur PTA (SB) durchlaufen haben, kommt die Homöopathie dort tatsächlich nur am Rande vor. Da Homöopathika nach dem Arzneimittelgesetz als Arzneimittel gelten, muss die Herstellung eines Homöopathikums einmal im Labor ausgeführt werden. Die Grundzüge der homöopathischen Lehre nach Hahnemann werden in der Pharmakologie in einem kurzen Überblick abgehandelt. Dies alles erfolgt unter dem Blickpunkt, dass homöopathische Präparate keine spezifische Wirkung entfalten können, schon gar nicht die ihnen von der Homöopathie zugeordneten mannigfaltigen, zum Teil sehr speziellen Effekte.

Nach Ende der Ausbildung bzw. des Studiums erscheinen die erfolgreichen Absolventen bestens gerüstet, die ihnen vom

120) vgl. Ung_2016

121) vgl. Approbationsordnung für Apotheker

122) vgl. Ausbildungsordnung PTA

123) Approbationsordnung für Ärzte: In Anlage 3 wird die Homöopathie als mögliches Wahlfach zum zweiten Abschnitt der Ärztlichen Prüfung aufgeführt.

Staat zugeordneten Aufgaben kompetent wahrzunehmen und verfügen über die notwendigen Kenntnisse, ihre Kunden sachgerecht zur Homöopathie zu informieren.

Die Art, in der der Apotheker seine Aufgaben ausführen soll, ist in den von den jeweiligen Landesärztekammern erlassenen Berufsordnungen[124] oder auch in der Berufsordnung der Bundesapothekerkammer[125] beschrieben. Darin wird zwar die Verpflichtung zur Aufrechterhaltung und Weiterentwicklung der Qualifikation beschrieben, auch dass der Apotheker nach bestem Wissen und Gewissen zu handeln hat. Es erstaunt jedoch, dass sonstige ethische Belange nur sehr vage, wenn überhaupt angesprochen werden. Zum Beispiel:

> „Die Bevölkerung muss insbesondere darauf vertrauen können, dass der Apotheker seiner Verantwortung im Rahmen der Gesundheitsberufe gerecht wird und sich nicht von übermäßigem Gewinnstreben leiten lässt.[126]“

Dies bleibt weit hinter den von der Internationalen Apotheker-Vereinigung (Fédération Internationale Pharmaceutique – FIP) in 2014 in Bangkok verabschiedeten Richtlinien für nationale Leitlinien zur beruflichen Ethik für Apotheker zurück. Dort wird unter anderem gefordert, dass die Sicherheit, das Wohlergehen und die Interessen derjenigen, für die die beruflichen Leistungen erbracht werden, oberste Priorität haben sollen[127].

Wie kann es sein, dass

- grundsätzlich die Beratungsqualität in deutschen Apotheken eher schlecht ist und insbesondere über Homöopathie in hohem Maße unzutreffend informiert

124) vgl. beispielhaft: Berufsordnung Bayern

125) vgl. Berufsbild Apotheker

126) Berufsordnung Bayern, §1 (2)

127) vgl. FIP_Ethics, S. 2

wird, indem sie etwa als eine Alternative zu richtigen Arzneimitteln dargestellt wird[128]?

- Apotheken aktiv die Homöopathie bewerben, indem sie die Auslage der Schaufenster entsprechend gestalten oder sogar durch entsprechende Schilder oder Schriftzüge am Gebäude auf ihr Angebot an Homöopathika hinweisen?
- Apotheken homöopathische Präparate selbst herstellen und im eigenen Namen vertreiben?
- Apotheken Informationsveranstaltungen zur Homöopathie durchführen bzw. ihre Räume anderen Personen dafür zur Verfügung stellen, in denen die Anwendungsgebiete homöopathischer Präparate dem Zuhörer nahegebracht werden, durchaus verbunden mit dem Verteilen von Werbemitteln einschlägiger Hersteller?
- Apotheken die individuelle Herstellung sogenannter Nosoden (s. oben) anbieten, damit der Kunde sie später als „wirkungsvolle individuelle Heilmittel“ zur Verfügung hat?

Es gibt sicher keine Erhebungen, in welchem Umfang diese Praktiken in den deutschen Apotheken betrieben werden. Man kann sich aber jederzeit im Internet oder beim Gang durch den Innenstadtbereich größerer und kleinerer Städte davon überzeugen, dass es beileibe keine Einzelfälle sind, in denen Apotheker auf diese Weise die Grundlagen ihrer beruflichen Ausbildung vergessen haben oder bewusst ignorieren.

4. Weiterbildung des Apothekenpersonals

Im Gegensatz zu den Ärztekammern, die sich eine nach der anderen von der Weiterbildung zur Homöopathie verabschieden[129], bieten die Landes-Apothekerkammern eine

128) vgl. Betsch_2018

129) Auf dem 126. Deutschen Ärztetag 2022 in Bremen wurde beschlossen, die Homöopathie aus der Musterweiterbildungsordnung zu streichen (vgl. Ärztetag_2022, S. 311) Seit 2019 haben sich 13 der 17 Landesärztekammern in Deutschland dafür entschieden, die Zu-

Weiterbildung „Naturheilkunde und Homöopathie" an[130], auf deren Ausgestaltung sich die Kammern bundeseinheitlich verständigt haben. Der richtungsweisende Antrag der Berliner Apothekenkammer zum Deutschen Apothekertag 2022, die Homöopathie aus der Weiterbildung zu entfernen, wurde dort nicht behandelt, weil „auf Abda-Ebene [Abda = Bundesvereinigung der Apothekerverbände] bereits diskutiert werde, wie sich der Berufsstand grundsätzlich zur Homöopathie stellen will."[131] Dies scheint allerdings noch nicht eine Wende zu bedeuten, denn der Präsident der Bundesapothekerkammer Thomas Benkert hat noch im Januar 2021 dem Deutschen Zentralverein homöopathischer Ärzte in einem Interview bestätigt: „Die Apothekenpflicht [der Homöopathika] schützt den Patienten und stellt somit unzweifelhaft einen wichtigen Baustein aktiven Verbraucherschutzes dar."[132]

Die Einzelheiten zur Weiterbildung „Naturheilkunde und Homöopathie" können den Empfehlungen zur Durchführung der Weiterbildung entnommen werden[133]. Demnach entfallen von den ca. 100 abzuleistenden Seminarstunden etwa 40 auf die Pflanzenheilkunde, etwa 36 Seminarstunden auf die Homöopathie und etwa 24 Stunden auf andere Komplementäre Therapieverfahren. Hierunter fallen Anthroposophische Medizin, Aromatherapie, Biochemie nach Schüßler, Bach-Blüten-Therapie, Spagyrik, Ernährungstherapie, darin die Orthomolekulare Medizin, Traditionelle Chinesische Medizin (TCM), Ayurveda, Homotoxinlehre, Isopathie, Nosoden-Therapie und schließlich die Physikalische Therapie, im Schnitt

satzbezeichnung Homöopathie aus ihren Weiterbildungsordnungen zu streichen, zuletzt die LÄK Baden- Württemberg (vgl. Ärzteblatt_2022)

130) vgl. BAK_Musterweiterbildungsordnung: § 2 und Anlage Kap. 11

131) apotheke-adhoc

132) ABDA_BAK

133) vgl. BAK_Naturheilverfahren

stehen für jede dieser Richtungen etwa zwei Seminarstunden zur Verfügung.

Ziel dieser Weiterbildung ist die Vermittlung „der notwendigen Kompetenzen für die sachkundige Information und Beratung der Bevölkerung und der Angehörigen der Heilberufe zu Phytopharmaka, Homöopathika und Arzneimitteln der komplementären Therapierichtungen." Besonders vertieft werden unter anderem die Kenntnisse über „wichtige und gebräuchliche Homöopathika, deren Herstellung und sachgerechte Anwendung, so dass die Patienten begleitend zur therapeutisch verordneten homöopathischen Therapie sowie im Rahmen der Selbstmedikation beraten werden können."[134]

Der Anhang zu den Durchführungsempfehlungen „Kompetenzkatalog und Lernziele der theoretischen Weiterbildungsseminare" geht insbesondere bei der Homöopathie weiter ins Detail: Neben den Grundlagen der Homöopathie, der Herstellung der Mittel und anderer Randthemen nehmen die „Beratung bei der homöopathischen Selbstbehandlung" und die „Klinischen Indikationsbereiche" den Löwenanteil der Seminarzeit in Anspruch. Da finden sich dann auch Krankheitsbilder für „Notfall-Homöopathika" (akute Schmerzzustände, Blutverlust, Erfrierungen, Knochenbrüche, Augenverletzungen etc.) oder „Erkrankungen des Verdauungstrakts" (darin Erbrechen/Durchfall, Koliken etc.) und Kinderheilkunde (Koliken, Fieber und Infekte, Erbrechen, Durchfall etc.)[135].

Eindeutig: Bei dieser Weiterbildung geht es nicht um die korrekte wissenschaftlich fundierte Beratung der Kunden/Patienten über die mangelnde Evidenz zur Wirksamkeit, hier geht es ganz im Gegenteil um die Anwendung der Lehre im Sinne von ihren Vertretern. Die angehenden Fachapotheker durchlaufen im Seminar eine Kurz-Ausbildung zum Homöopathen! Sie sollen in die Lage versetzt werden, den Patienten

134) ebd. S. 2

135) ebd. S 8 ff

abhängig von seinen Beschwerden zu vermeintlich geeigneten Mitteln zu raten.

Das, was hier gelehrt wird, steht im krassen Widerspruch zu den Ausbildungsinhalten des Pharmaziestudiums, dem heutigen Wissensstand und zu den Prinzipien der evidenzbasierten Medizin. Wer diese Seminarinhalte, nicht nur zur Homöopathie, sondern auch zu den anderen komplementärmedizinischen Verfahren für zutreffend hält, müsste eigentlich seine Approbation als Apotheker verlieren, weil dies nur durch Ignorieren wesentlicher Grundlagen des Fachs möglich ist. Dennoch haben zum Stand Ende 2021 von den 53.300 in öffentlichen Apotheken tätigen Pharmazeuten insgesamt 2249 diese Weiterbildung abgeschlossen. Dies ist das zweitgrößte Kontingent nach der Weiterbildung „Allgemeinpharmazie"[136].

Was den Apothekern recht ist, ist den PTAs billig. Auch PTAs können sich zum „Kundenberater Homöopathie" weiterbilden[137]. Hierbei sollen sie lernen, „auf schnellstem Weg zum geeigneten Mittel zu finden – so wie man es im Apothekenalltag braucht!" Darüber kann man dann vor der Industrie- und Handelskammer eine Prüfung ablegen und erhält ein IHK-Zertifikat als Bestätigung.

Abgesehen von der Pflanzenheilkunde, bei der ja tatsächlich Teile und Zubereitungen von Pflanzen zum Einsatz kommen, scheint die gesamte Weiterbildung wenig wissenschaftlich fundiert zu sein. Da es keine allgemein akzeptierten Inhalte der homöopathischen Lehre gibt, sich die gegenwärtig bekannten über 30 verschiedenen Stilrichtungen deutlich widersprechen[138], ist der Inhalt jeder dieser Weiterbildungen alleine davon abhängig, welcher Überzeugung die jeweilige Lehrperson anhängt. Es ist nicht ausgeschlossen, dass die Repertorisierungen, die im Seminar A vertreten werden, mit einiger Wahrscheinlichkeit im Seminar B als völlig verfehlt angesehen werden. Es ist durchaus möglich, dass der Seminarleiter

136) vgl. ABDA_ZDF Statistik zur Fort- und Weiterbildung

137) vgl. Carstens_2014

138) vgl. NN_Varianten

A in den Augen von Seminarleiter B die Homöopathie überhaupt nicht richtig verstanden hat und anwendet.

5. Homöopathie

Die Homöopathie ist ein alternativmedizinisches Heilverfahren, das von dem deutschen Arzt Samuel Hahnemann (1755–1843) Ende des 18./Anfang des 19. Jahrhunderts erdacht wurde. Dementsprechend fußt sie auf Annahmen und Postulaten, die aus einer Zeit vor der systematischen Forschung in der Medizin stammen und die niemals experimentell bestätigt werden konnten:

- Nach dem Ähnlichkeitsgesetz sollen Mittel in der Lage sein, bei einem Patienten die Symptome erfolgreich zu behandeln, die sie bei einem Gesunden hervorrufen können.
- Daraus folgend werden die therapeutischen Eigenschaften der einzelnen Stoffe dadurch ermittelt, dass gesunde Testpersonen diese in verschiedenen Potenzen einnehmen. Es wird unterstellt, dass das Mittel die kausale Ursache für eventuelle in der Folge zu verzeichnende Symptome seien, die dann gesammelt und in Repertorien zusammengefasst werden.
- Die Wirksamkeit der Präparate wird verstärkt, oder nach manchen Lehren auch nur nachhaltig modifiziert, indem sie „potenziert“ werden, was einem schrittweisen Verdünnen mit anschließendem Schütteln entspricht.

Eine Auseinandersetzung mit den vermeintlich wissenschaftlichen Grundlagen der Homöopathie findet sich im Memorandum des Münsteraner Kreises zur Homöopathie[139].

Unabhängig davon, welchen Aspekt der Lehre man betrachtet, kann die einzig tragfähige Schlussfolgerung nur sein, dass die Wirksamkeit homöopathischer Präparate nicht über Placebo hinausgeht. Insbesondere mit dem Hintergrund eines Studiums der Pharmazie bzw. einer Ausbildung zum pharma-

139) MK_Homöopathie

zeutisch-technischen Assistenten – in denen Pharmakologie, also die Lehre von der Wirkung der Arzneimittel im menschlichen Körper, einen wichtigen Bestandteil darstellt – muss die praktische Unmöglichkeit eines therapeutischen Erfolgs über unspezifische Kontexteffekte (wie z.B. Placeboeffekte) hinaus offensichtlich sein:

- Es gibt keinerlei plausible Vorstellung davon, wie eine wie auch immer geartete Heilkraft aus den Ausgangsstoffen auch dann noch eine Wirkung auf den Patienten ausüben könnte, wenn diese unter die Nachweisgrenze verdünnt werden oder sogar im fertigen Präparat gar nicht mehr vorhanden sind. Und auch, wie dies ganz im Gegenteil zu aller Erfahrung und zu vielfach bestätigtem Wissen eine Verstärkung der Wirkung herbeiführen sollte. Wobei auch noch erklärt werden müsste, warum diese Verstärkung nur im homöopathischen Setting passiert und nicht etwa bei koffeinfreiem Kaffee oder alkoholfreiem Bier.
- Wenn das Ähnlichkeitsgesetz gelten würde und die Homöopathie eine wirkmächtige Therapieoption für ernsthafte Beschwerden wäre, müsste sie brandgefährlich sein, denn dann könnten abhängig von der Ausprägung minimaler individueller Gegebenheiten auch schwerwiegende Beeinträchtigungen auftreten. Insbesondere eine Selbstmedikation oder die Anwendung einzelner Präparate ohne eingehende Erhebung der Gegebenheiten beim Patienten müssten dann oft katastrophale Folgen haben. Solche Fälle sind nicht bekannt.
- Mit keinem der in der Pharmakologie bekannten Wirkprinzipien wäre das Verhalten eines Stoffes nach dem Ähnlichkeitsprinzip erklärbar, dass ein Präparat im gesunden Organismus pathologische Veränderungen hervorruft, aber dann, wenn diese Veränderungen vorliegen, diese erfolgreich behandelt.
- Die Existenz abstruser Präparate[140] wie

140) Diese Beispiele sind der „Arzneimittelliste“ der Remedia-Apo-

- Pel cavae cobaiae (Goldhamsterfell)
- Giraffa cameliopardalis (Giraffe)
- Lac elephas maximus (Milch des indischen Elefanten)

oder von Allerweltsstoffen, die auch in großen Mengen eingenommen keine nennenswerte pharmakologische Wirkung hervorrufen

- Lac condensatum (Kondensmilch)
- Coca Cola Light (Coca Cola Light)
- Chocolate (Belgische Bitterschokolade),

denen aber als Homöopathikum bisweilen eine erhebliche Wirksamkeit zugeordnet wird (Natrium chloratum = Speisesalz, Sulfur = Schwefel), zeigen, dass es in der Homöopathie keine Kriterien gibt, wirksame von unwirksamen Ausgangssubstanzen zu unterscheiden.

- Dass selbst für Präparate beispielsweise mit Licht als Urstoff Arzneimittelprüfungen vorliegen[141], die damit sogar die Voraussetzungen für eine Zulassung mit Angabe einer Indikation erfüllen[142], zeigt, wie wenig die für die Homöopathie geltenden Sonderregelungen des Arzneimittelrechts geeignet sind, unzweckmäßige Präparate auszusondern:
  - Lux Jupiteris stellae errantis (Licht des Jupiter)
  - Lux solis britannicae (Britische Sonnenstrahlen)

---

theke entnommen (https://www.remedia-homoeopathie.de/media/1618/amvz-202011.pdf).

141) Diese Beispiele sind der Datenbank von Homöopathie-Wichmann entnommen (https://www.provings.info/index.html)

142) Nach dem Punkteschema der Kommission D des Bundesinstituts für Arzneimittel und Medizinprodukte genügen zwei Punkte, damit Homöopathika eine Zulassung für „leichte Erkrankungen“ mit dem Therapieziel „Besserung von Symptomen (...) oder leichte Erkrankungen“ erreichen können. Dies ist nach dem gleichen Katalog mit einer homöopathischen Arzneimittelprüfung erreichbar (vgl. BfArM_Zulassung)

  - Lux iritis (Licht des Regenbogens).[143]
- Es gibt keine einheitliche Grundlage für die Homöopathie, sie ist vielmehr in eine Vielzahl einzelner Richtungen zersplittert, die sich mehr oder weniger stark von der ursprünglichen Lehre Hahnemanns entfernt haben und sich zum Teil in der Mittelfindung fundamental widersprechen[144]. Dass dies nicht dazu führt, dass sich geeignete gegenüber weniger geeigneten Verfahren durchsetzen, zeigt deutlich, dass in der Homöopathie keinerlei Erfolgskontrolle stattfindet oder die dabei angewandten Verfahren ungeeignet sind, „gut" von „schlecht" zu unterscheiden.
- Es liegen keine wissenschaftlich validen Nachweise dafür vor, dass die Homöopathie bei auch nur einem einzigen Krankheitsbild eine sinnvolle Therapieoption darstellen würde. Alle seit 1991 veröffentlichten systematischen Übersichtsarbeiten kommen zu dem Schluss, dass die Qualität der vorliegenden Studien generell viel zu schlecht ist, als dass man aus den marginalen Effekten, die in einzelnen Studien aufgetreten sind, auf eine Wirksamkeit der Präparate schließen könnte. Qualitativ höherwertige Studien zeigen hingegen keinen therapeutisch relevanten Effekt[145].

Gleichgültig welchen Aspekt man als Apotheker betrachtet – mit Ausnahme der oft behaupteten Beliebtheit bei den Kunden, die ohne Zweifel zu einer Ausweitung des Umsatzes dienlich sein kann – gibt es keinen Hinweis darauf, dass es sich

143) Luna (Mondlicht) wird tatsächlich von einer ganzen Reihe Anbietern, darunter Gudjons, Augsburg, der als Lieferant „hochwertiger" Homöopathika gilt, bis zur Potenz C1000 angeboten, vgl. https://www.gudjons-shop.com/c-potenzen/c-potenzen-j-k-l/luna-c1000-glob-1-5g

144) vgl. NN_Varianten

145) vgl. NN_Reviews

hierbei um Präparate handeln könnte, die der Patient für sich nutzbringend einsetzen könnte.

5.1 Gefahrenpotenzial der Homöopathie

Sofern bei der Herstellung homöopathischer Präparate die übliche Verdünnung der Ausgangsstoffe entsprechend der Potenz korrekt ausgeführt worden ist, geht von ihnen naturgemäß keinerlei direkte Gefahr aus. Weder eine fehlerhafte Dosierung noch eine unpassende Medikation kann infolge der weitgehenden Abwesenheit von Wirkstoffen zu einer Vergiftung oder ähnlichen Erscheinungen führen. Dabei ist auch die angewendete Potenz weitgehend bedeutungslos. Selbst bei sehr niedrigen Potenzen nimmt der Anwender bei Einnahme der üblicherweise empfohlenen Tagesdosis von fünfmal fünf Globuli (zusammen etwa 125 mg) nur die Rückstände von maximal 1,25 mg potenzierter Lösung zu sich, was selbst bei einer Potenz C1 zu einer Tagesdosis von nur etwa 12 µg (Mikrogramm) des Ausgangsstoffes führt. Sicher gibt es Stoffe, die auch in dieser geringen Menge schädliche Wirkungen hervorrufen könnten, diese werden jedoch nicht in niedrigen Potenzen vertrieben.

Die Homöopathie als Verfahren der Komplementär- und Alternativmedizin weist jedoch ein erhebliches indirektes Gefahrenpotenzial auf, dem kein angemessener Nutzen gegenübersteht:

- Jede unwirksame Therapie verlängert das Leiden des Patienten, wenn sie an Stelle einer wirksamen Alternative angewandt wird und so die Heilung oder Linderung der Beschwerden hinausgezögert wird. In extremen Fällen kann sogar das Zeitfenster ungenutzt verstreichen, in dem noch eine Heilung möglich gewesen wäre. Dieser Effekt wird durch das homöopathische Konstrukt der „Erstverschlimmerung“ noch verstärkt, wonach eine Verschlechterung der Situation als Anzeichen einer einsetzenden Wirkung des Präparates interpretiert werden kann.
- Richtig gefährlich wird es, wenn die Homöopathie in zahllosen vermeintlichen Fachbüchern als wirk-

same Therapie bei Krebs oder anderen lebensgefährdenden Befunden beworben wird[146], oder wenn bei Infektionskrankheiten eine „homöopathische Prophylaxe“ anstelle des Impfens propagiert wird[147].

- Bei der Anwendung von homöopathischen Präparaten bei selbstlimitierenden Beschwerden wird die zwangsläufig eintretende Verbesserung der Situation fälschlich einer Wirksamkeit des Homöopathikums zugeschrieben (Post-hoc-ergo-propter-hoc Fehlschluss), was das Zutrauen zu dieser Therapieform fördert und zu einer ungerechtfertigten Überzeugung der eigenen Kompetenz in der Beurteilung von Arzneimitteln führt, was wiederum bei späteren ernsteren Beschwerden fatale Folgen haben kann.
- Die Grundlagen der Homöopathie sind mit der wissenschaftlich orientierten Medizin unvereinbar. Wenn erstere aber als vermeintlich wirksam beworben und erlebt wird, dazu noch mit einem gewissen positiven Image gegen eine als bedrohlich erlebte Schulmedizin oder „Pharmamafia“ und deren „Chemiekeulen“ in Szene gesetzt wird, fördert dies das Misstrauen gegen die moderne Medizin und das darauf aufbauende Gesundheitswesen. Die Polarisierung der Gesellschaft wurde in der Corona-Pandemie besonders deutlich, Impfverweigerung und die Querdenker-Bewegung sind die bislang deutlichste Ausprägung davon.
- Die beworbene Sanftheit, Sicherheit und Freiheit von Nebenwirkungen führt unter anderem auch dazu, dass wohlmeinende Eltern selbst bei kleinsten Bagatellverletzungen ihren Kindern Globuli verabreichen. Auch Schulstress, Prüfungsangst etc, Dinge also, die außer in extremen Fällen lediglich einer gewissen Zuwendung bedürfen, um sie zu überwinden, sind längst Anlass

146) Beispiel: Wurster J.: Die homöopathische Behandlung und Heilung von Krebs und metastasierter Karzinome, ISBN 978-3933666192

147) Beispiel: Birch K.: Impf-Frei: Homöopathische Prophylaxe & Behandlung von Infektionskrankheiten, ISBN 978-3939931706

für einen Griff zu den vermeintlich harmlosen Zuckerkügelchen. Die Langzeitwirkungen dieser dauernden Gabe von „hilfreichen" Mitteln, deren Aufmachung sie durchaus wie richtige Arzneimittel erscheinen lässt, sind vielleicht noch nicht wissenschaftlich untersucht. Dass diese Konditionierung darauf, bei der kleinsten Abweichung vom Wohlbefinden irgendetwas einzunehmen, gewisse Risiken bezüglich zukünftiger Abhängigkeiten birgt, dürfte jedoch auf der Hand liegen.

- Letztendlich bietet die Homöopathie auch die Brücke von der ärztlichen Medizin zum Heilpraktiker, der dann aber auch andere pseudomedizinische Verfahren anbieten und anwenden kann. Darunter auch Verfahren, denen ein deutliches direktes Gefährdungspotenzial innewohnt, wie etwa die „Neue Germanische Medizin" nach Hamer[148], wonach Krebsleiden auf unbewältigte Konflikte zurückzuführen sind und folglich keiner medizinischen Therapie bedürfen, oder auch „Miracle Mineral Supplement" nach Humble[149], wonach Chlorbleiche bei interner Anwendung gegen schwerste Krankheiten helfen soll.

Der aktive Vertrieb von homöopathischen Präparaten durch Apotheken und ihre Bewerbung als wirksame Therapieform ändert nichts am Schadenspotenzial, fördert aber die Akzeptanz und Ausbreitung in der Bevölkerung. Schließlich darf man die Wirkung des Apothekenpersonals nicht unterschätzen. Hier stehen anerkannte Fachleute dem ratsuchenden Patienten gegenüber, die nicht selten ein über längere Zeit gewachsenes Vertrauensverhältnis verbindet. Der Habitus (weißer Kittel) unterstreicht diese herausgehobene Stellung. Wie sollte der Kunde auf die Idee kommen können, dass etwas nicht stimmt, wenn homöopathische Mittel empfohlen und

148) DKG_Hamer

149) BfArM_MMS

beworben werden? Oder wenn einschlägige Ratgeberliteratur in der Apotheke verfügbar ist bzw. bestellt werden kann?[150]

Es ist kaum denkbar, dass es Situationen gibt, in denen eine stärkere Überzeugungskraft zum Nutzen der Homöopathie transportiert werden kann, als in direkter individueller Beratung durch den gegebenenfalls langjährig persönlich bekannten Apotheker, der nicht nur fachlich qualifiziert ist, sondern auch die persönlichen Umstände des Kunden zumindest ungefähr kennt. Dass in dieser Situation der Patient noch nicht einmal das homöopathische Erstgespräch erfährt, dass ja als wesentlicher Baustein für einen Therapieerfolg gilt, sei nur am Rande vermerkt.

Kurzum: Ein Apotheker, der seine Kunden nicht zutreffend über Homöopathika aufklärt, solche Präparate als potenziell wirksame Mittel bewirbt, sie vielleicht sogar in Eigenregie selbst herstellt und vermarktet, nimmt Nachteile für Patienten, Solidargemeinschaft, Gesundheitswesen und Gesellschaft in Kauf, denen jedoch ein eher unbedeutender wirtschaftlicher Ertrag gegenübersteht. Damit handelt er gegen die selbstverständlichen ethischen Grundsätze des Berufsstandes, die es verbieten, den eigenen wirtschaftlichen Vorteil über das Wohl des Patienten zu stellen, denn dieses würde das Vertrauen der Bevölkerung in die Apotheken untergraben.

6. Wirtschaftliche Aspekte

Nach den Angaben der Bundesvereinigung Deutscher Apothekenverbände (ABDA) betrug der 2021 in 18.461 deutschen Apotheken erzielte Umsatz mit Homöopathika nur noch 305 Mio €[151] , nach einem Maximum von 412 Mio € in 2015. Dies wurde mit 25 Millionen verkauften Verpackungen realisiert, nach einem Maximum von 44 Millionen in 2014. Der Gesamtumsatz der Apotheken betrug im gleichen Zeitraum 59,93 Mrd. € (ohne Mehrwertsteuer), der Umsatzanteil der

150) Beispiel: https://www.aponet.de/artikel/lese-tipp-homoeopathie-fuer-die-junge-familie-21666

151) vgl. ABDA_ZDF

Homöopathika lag damit bei mageren 0,5 %, durchschnittlich bei etwa € 16.500 pro Apotheke, noch nicht einmal € 1.500 pro Monat.

Warum lassen sich Apotheker für einen so mickrigen Erlös derart korrumpieren, indem sie gegen ihre Ausbildung, gegen ihren gesetzlichen Auftrag und gegen eine selbstverständliche Berufsethik handeln? Homöopathika bieten schließlich keine wesentlich höheren Apothekenaufschläge als Arzneimittel der wissenschaftlich orientierten Medizin und sind auch nicht weniger beratungsintensiv, eher das Gegenteil scheint der Fall zu sein. Einen Überschuss von € 100,- zu erwirtschaften, fällt mit Homöopathika nicht leichter als mit echten Arzneimitteln.

Natürlich sind Durchschnitte problematisch, es mag Apotheken geben, in denen der erzielte Umsatz mit Homöopathika wesentlich höher ist, etwa in Gegenden, in denen besonders viele Homöopathie-affine Menschen wohnen, beispielsweise im Berliner Prenzlauer Berg . Aber selbst bei deutlich höherem Umsatzanteil dürfte es sich kaum auf Betriebsergebnis und Einkommen des Inhabers auswirken, wenn man auf die aktive Vermarktung von Homöopathika verzichtet. Schließlich wird ein gewisser Anteil des Umsatzes durch verordnete Homöopathika verbleiben und es wird sicherlich in den fraglichen Gegenden reichlich Kunden geben, die auf einem Kauf von Homöopathika bestehen.

7. Umgang in anderen Ländern

International scheint ein gewisser Konsens zu bestehen, dass Homöopathika nicht in Apotheken vertrieben werden sollen. Dies zeigt eine Diskussion mit anschließender Abstimmung auf der Jahreskonferenz 2018 des Weltapothekerverbandes (FIP) im schottischen Glasgow. Nach einer regen Pro- und Kontra-Debatte stimmten fast zwei Drittel der Teilnehmer gegen eine Abgabe von homöopathischen Produkten in ihren Apotheken – allerdings auch etwa ein Drittel dafür[152].

152) vgl. NN_2018

Die Pharmazeutische Gesellschaft Australiens hat ein Positionspapier zur Komplementärmedizin veröffentlicht, dessen derzeit gültige Fassung vom Oktober 2018 stammt[153]. Darin heißt es, dass Therapien der Komplementärmedizin zusätzlich zur konventionellen Therapie angewendet werden können, allerdings unter der Voraussetzung, dass es Belege gibt, die die jeweilige Anwendung unterstützen. In diesem Papier wird allerdings in Anbetracht des negativen Ergebnisses der großen Untersuchung zur Homöopathie des NHMRC die Abgabe und auch die Werbung für Homöopathika durch Apotheken strikt abgelehnt.

Eine im Jahr 2017 veröffentlichte Umfrage unter den Apothekern in Australien zeigte, dass nur gut die Hälfte der teilnehmenden Apotheker Produkte der Komplementärmedizin einschließlich Homöopathika bevorraten und dass über 40 % der Apotheker sich an die Richtlinien der Australischen Pharmazeutischen Vereinigung zur Ethik und das oben genannte Positionspapier hielten[154].

Ein Feldversuch, bei dem 240 australische Apotheken von Probekunden aufgesucht wurden, die angaben, sich gestresst zu fühlen, scheint dies zu bestätigen: nur in etwa 3 % der Apotheken wurden Homöopathika empfohlen, aber 26 % empfahlen Präparate aus dem Sortiment der Bach-Blüten[155].

Im Vereinigten Königreich hat die Royal Pharmaceutical Society (RPS) in 2018 ebenfalls ein Orientierungs-Papier zur Homöopathie veröffentlicht[156]. Darin wird erklärt, dass die RPS die Homöopathie nicht für eine sinnvolle Therapieoption hält und entsprechende Verordnungen nicht unterstützt. Daraus erwachsen dem Apotheker verschiedene Aufgaben, etwa das Hinwirken darauf, dass die Patienten ihre konventio-

153) vgl. PSA_2018 Pharmaceutical Society of Australia: Complementary medicines - Position statement; October 2018

154) vgl. Ernst_2017

155) vgl. Davey_2017

156) vgl. RPS_2018 https://www.rpharms.com/resources/quick-reference-guides/homeopathy

nellen Medikamente nicht absetzen sollen, oder dass Patienten mit undiagnostizierten Beschwerden einen Arzt konsultieren sollen. Als wichtigster Punkt müssen die Apotheker Patienten, die den Kauf eines Homöopathikums in Betracht ziehen, über die fehlende Wirkung über Placebo hinaus informieren.

8. Schlussfolgerungen

Grundsätzlich ist der Gesetzgeber gefordert, die privilegierte Stellung der Homöopathie und der anderen besonderen Therapierichtungen (Anthroposophie, Pflanzenheilkunde) im Arzneimittelrecht zu beenden und für alle Medikamente gleichermaßen einen Wirksamkeitsnachweis zu fordern. Es ist kurios, dass für gesundheitsbezogene Aussagen auf Lebensmitteln und Nahrungsergänzungsmitteln strenge Vorgaben existieren[157], eine ganze Therapierichtung aber, die nicht Gesunde noch gesünder machen will, sondern das Leiden von kranken Menschen – und Tieren – lindern oder gar heilen soll, hingegen im völlig regelfreien Raum agieren und zum Beispiel im Verhältnis 1 : 10^{2000} verdünntes Mondlicht auf Zuckerkügelchen als Arzneimittel in Verkehr bringen kann. Auch wenn bei den registrierten Homöopathika keine Angaben zur Indikation gemacht werden dürfen – alleine der ausschließliche Vertrieb in Apotheken und die Arzneimittel imitierende Aufmachung dürften genügen, die Überzeugung zu stärken, dass das erhaltene Präparat eine gute Sache sei. Zumal die fehlenden Indikationsangaben durch die vielfältige Ratgeberliteratur in Schriftform, im Internet und in einschlägigen Kursangeboten verschiedener Träger, etwa der Volkshochschulen, kompensiert wird.

Solange die von uns geforderte und längst überfällige Gesetzesänderung noch nicht vollzogen worden ist, müssen die Organisationen und Vertreter des öffentlichen Gesundheitswesens entsprechend handeln, um Schäden von Menschen, Gesundheitswesen und Gesellschaft abzuwenden. Neben den Ärzten, die von der Anwendung der Homöopathie Abstand

157) vgl. HCVO

nehmen sollten, und den Krankenkassen, die die Kosten der Homöopathie nicht mehr zu Lasten der Solidargemeinschaft übernehmen sollten, kann in der Apotheke ein wesentlicher Beitrag geleistet werden.

Der Münsteraner Kreis appelliert daher an die Apotheker und das in den Apotheken tätige Personal:

- Informieren Sie Ihre Patienten zutreffend darüber, dass Homöopathika keinerlei pharmazeutische Wirksamkeit haben und sie daher keinen realen Beitrag zur Überwindung der Beschwerden des Patienten leisten können. Auch die von den Herstellern besonders umworbenen PTAs sind darauf zu verpflichten.
- Unterlassen Sie jedwede Werbung pro Homöopathie oder ähnlicher dubioser Heilmittel (Schüßler-Salze, Bachblüten, Anthroposophische Präparate), indem Sie diese Produkte aus den Schaufenstern und dem Sichtbereich in der Apotheke verbannen.
- Stellen Sie Ihre Räume nicht für Werbeveranstaltungen der Homöopathie-Hersteller zur Verfügung.
- Stellen Sie keine Homöopathika oder ähnliche Präparate in Eigenregie her.
- Zusammengefasst: Korrumpieren Sie sich nicht länger, besinnen Sie sich auf die Grundlagen Ihres Berufes, handeln Sie nach dem ethischen Berufsbild der Apotheker und verzichten Sie auf jede Art der aktiven Verkaufsförderung für Homöopathika.

Der Münsteraner Kreis appelliert ebenfalls an die Apothekerkammern:

- Nehmen Sie ethische Richtlinien in Ihre Berufsordnungen für Apotheker auf, geben Sie Orientierungspunkte für ein ethisch korrektes Handeln, insbesondere wenn zwischen wirtschaftlichen Interessen und dem Wohl des Patienten abzuwägen ist.

- Folgen Sie dem Beispiel der Ärztekammern und verbannen Sie die Homöopathie aus dem Weiterbildungsangebot für Apotheker.
- Bieten Sie stattdessen Weiterbildungen an, die die Apotheker befähigen, die zum Teil befremdlichen Argumente der Verfechter dieser Lehre in einer für den Patienten verständlichen und einprägsamen Form zu widerlegen.
- Ähnliches gilt auch für die Träger der Weiterbildung von Pharmazeutisch-Technischen Assistenten.

Der Münsteraner Kreis möchte ferner darauf hinwirken, dass die Präparate sowie das gesamte Werbematerial, die einschlägigen Druckwerke und Webseiten, einen deutlich sichtbaren Hinweis enthalten müssen, dass es keine Nachweise einer Wirksamkeit gibt, die wissenschaftlichen Standards auch nur nahekommen und es nach dem heute gesicherten Wissen undenkbar ist, dass Homöopathika Beschwerden lindern oder heilen können.

9. Literatur

Sämtliche Links, auch die in den vorangegangenen Fußnoten, sind im Oktober 2022 abgerufen worden.

ABDA_BAK:
Apothekenpflicht von Homöopathika, Beitrag in der Rubrik „Aus den Medien" vom 28.01.2021, https://www.abda.de/aktuelles-und-presse/newsroom/detail/apothekenpflicht-von-homoeopathika/

ABDA_ZDF:
Die Apotheke: Zahlen Daten Fakten 2022, https://www.abda.de/fileadmin/user_upload/assets/ZDF/ZDF22/ABDA_ZDF_2022_Broschuere.pdf

Ärzteblatt_2022:
Erstes Votum gegen Zusatzbezeichnung in Baden Württemberg, Deutsches Ärzteblatt vom 726.07.2022 https://www.aerzteblatt.de/nachrichten/136210/Erstes-Votum-gegen-Zusatzbezeichnung-Homoeopathie-in-Baden-Wuerttemberg

Ärztetag_2022:
Ergebnisprotokoll des 126. Deutschen Ärztetages, S. 311, (https://www.bundesaerztekammer.de/fileadmin/user_upload/BAEK/Aerztetag/126.DAET/2022-06-17_Beschlussprotokoll.pdf

apotheke-adhoc:
Müller A,: Apotheker:innen verweigern Homöopathie-Debatte; Nachrichten vom 20.09.2022, https://www.apotheke-adhoc.de/nachrichten/detail/politik/apothekerinnen-verweigern-homoeopathie-debatte/

Apothekenbetriebsordnung:
Bundesministerium der Justiz: Verordnung über den Betrieb von Apotheken (Apothekenbetriebsordnung - ApBetrO), Stand 12.04.2022, https://www.gesetze-im-internet.de/apobetro_1987/BJNR005470987.html

Apothekergesetz
Bundesministerium der Justiz: Gesetz über das Apothekenwesen (Apothekengesetz - ApoG), Stand 03.06.2021, https://www.gesetze-im-internet.de/apog/

Approbationsordnung für Ärzte:
Bundesministerium der Justiz: Approbationsordnung für Ärzte, Stand 16.03.2020, https://www.gesetze-im-internet.de/_appro_2002/BJNR240500002.html

Approbationsordnung für Apotheker:
Bundesministerium der Justiz: Approbationsordnung für Apotheker (AAppO), Stand 15.08.2019, https://www.gesetze-
im-internet.de/aappo/

Arzneimittelgesetz
Bundesministerium der Justiz: Gesetz über den Verkehr mit Arzneimitteln (Arzneimittelgesetz - AMG), Stand 03.06.2021,
https://www.gesetze-im-internet.de/amg_1976/

Ausbildungsordnung PTA:
Bundesministerium der Justiz: Ausbildungs- und Prüfungsordnung für pharmazeutisch-technische Assistentinnen und pharmazeutisch-technische Assistenten (PTA-APrV), Stand 13.01.2022,
https://www.gesetze-im-internet.de/pta-aprv/BJNR235200997.html

BAK_Musterweiterbildungsordnung:
Bundesapothekerkammer: Musterweiterbildungsordnung, Stand 10.05.2022 https://www.abda.de/fileadmin/user_upload/assets/Weiterbildung/Weiterbildungsordnungen/MWBO_2022_05_10.pdf

BAK_Naturheilverfahren:
Bundesärztekammer: Unterlagen zur Weiterbildung „Naturheilverfahren und Homöopathie“, https://www.abda.de/fileadmin/user_upload/assets/Weiterbildung/BAK_Empfehlungen/DE_NHV_Homoeopathie_2011.pdf

Berufsbild Apotheker:
Bundesapothekerkammer: Das Berufsbild der Apothekerin und des Apothekers, verabschiedet von der Mitgliederversammlung der Bundesapothekerkammer am 16.06.2016, https://www.abda.de/fileadmin/user_upload/assets/Ausbildung_Studium_Beruf/Berufsbild_BAK-MV_16_06_16.pdf

Berufsordnung Bayern:
Bayerische Landesapothekerkammer: „Berufsordnung für Apothekerinnen und Apotheker“, Stand 16.07.2020, https://www.blak.de/berufsordnung

Betsch_2018:
Betsch T., Chalupny J., Grünewald S. et al.: Das Geschäft mit den Globuli - Wird in deutschen Apotheken evidenzbasiert beraten? Skeptiker 1/2018 S. 9-13

BfArM_MMS:
Bundesinstitut für Arzneimittel und Medizinprodukte: Bundesinstitut für Arzneimittel und Medizinprodukte stuft zwei „Miracle Mineral Supplement“-Produkte als Zulassungspflichtig und Bedenklich ein; Pressemitteilung 3/15 vom 26.02.2015; https://www.bfarm.de/SharedDocs/Pressemitteilungen/DE/2015/pm3-2015.html

BfArM_Zulassung:
Bundesinstitut für Arzneimittel und Medizinprodukte: Kriterien für Erkenntnismaterial zu klinischen Indikationen in der Homöopathie, Stand 09.10.2002 https://www.bfarm.de/DE/Arzneimittel/Zulassung/Zulassungsarten/Besondere-Therapierichtungen-und-traditionelle-Arzneimittel/Homoeopathische-und-anthroposophische-Arzneimittel/KriterienIndikationen.html?nn=936914

Carstens_2014:
Gehrke M.: Weiterbildung zum/zur Kundenberater/in Homöopathie (IHK), https://www.carstens-stiftung.de/artikel/homoeopathie-pta.html

Davey_2017
Davey M.: Unproven alternative medicines recommended by third of Australian pharamcists, The Guardian 13 Feb 2017, https://www.theguardian.com/lifeandstyle/2017/feb/13/unproven-alternative-medicines-recommended-by-third-of-australian-pharmacists

DKG_Hamer:
Deutsche Krebsgesellschaft, Arbeitsgemeinschaft Prävention und Integrative Onkologie: Germanische Neue Medizin nach Dr. Hamer - Stellungnahme https://www.krebsgesellschaft.de/deutsche-krebsgesellschaft/klinische-expertise/wissenschaftliche-stellungnahmen.html?file=files/dkg/deutsche-krebsgesellschaft/content/pdf/Stellungnahmen_wiss/Stellungnahme_Neue%20Germanische%20Medizin_AGPRIO_2022.pdf&cid=102250

Ernst_2017:
It is “disappointing that some pharmacists are still stocking homeopathy products”, Blogbeitrag vom 14.03.2017, https://edzardernst.com/2017/03/it-is-disappointing-that-some-pharmacists-are-still-stocking-homeopathy-products/

FIP_Ethics:
International Pharmaceutical Federation: FIP-Statement of Professional Standards - Code of ethics for Pharmacists. FIP, 2014, https://www.fip.org/file/1586

HCVO:
Verordnung (EG) Nr. 1924/2006 des Europäischen Parlaments und des Rates vom 20. Dezember 2006 über nährwert- und Gesundheitsbezogenen Angaben über Lebensmittel
https://eur-lex.europa.eu/legal-content/DE/TXT/PDF/?uri=CELEX:02006R1924-20141213&qid=1545906554635&from=DE

Heilmittelwerbegesetz:
Bundesministerium der Justiz Gesetz über die Werbung auf dem Gebiet des Heilwesens (Heilmittelwerbegesetz - HWG), stand 12.05.2021, https://www.gesetze-im-internet.de/heilmwerbg/BJNR006049965.html

MK_Anthroposophie:
Scholz OR, Schmacke N.: Münsteraner Memorandum Anthroposophische Medizin, Münster, November 2022, Link: https://muensteraner-kreis.de/?page_id=264

MK_Homöopathie:
Münsteraner Kreis: Münsteraner Memorandum Homöopathie; https://muensteraner-kreis.de/?page_id=14

NN_Reviews:
NN: Systematische Reviews zur Homöopathie - Übersicht; Artikel auf der Homöopedia des Informationsnetzwerks Homöopathie (INH) https://www.homöopedia.eu/index.php?title=Artikel:Systematische_Reviews_zur_Homöopathie_-_Übersicht

NN_Varianten:
NN.: Varianten der Homöopathie; Artikel auf der Homöopedia des Informationsnetzwerks Homöopathie (INH)
https://www.homöopedia.eu/index.php?title=Artikel:Varianten_der_Homöopathie

NN_2018:
NN.: FIP-Kongress: Mehrheit gegen Homöopathie in Apotheken; Pharmazeutische Zeitung, 05.09.2018, Link: https://www.pharmazeutische-zeitung.de/index.php?id=78474

PSA_2018:
Pharmaceutical Society of Australia: Complementary medicines - Position statement; October 2018

RPS_2018:
Royal Pharmaceutical Society: Quick reference guide "Homeopathy", https://www.rpharms.com/resources/quick-reference-guides/homeopathy

Ung_2016:
COL.; Harnett J., Hu H.: Community pharmacist's resposibilities with regards to traditional medicine/complementary medicine products: A systematic literature review, Res Social Adm Pharm (2017) 13(4):686-716 doi: 10.1016/j.Sapharm.2016.08.001

8. Zusatz (2021) **Homöopathie – 10 Sprachverwirrungen**

Norbert Aust, Claudia Nowack, Christian Weymayr (*federführender Autor)*

Wir möchten auf Begriffe aufmerksam machen, die sich im allgemeinen Sprachgebrauch breitgemacht haben und sogar in Homöopathie-kritischen Medienbeiträgen verwendet werden, die jedoch aus der Werbe- und Verwirrsprache der Homöopathie stammen. Zu diesen Begriffen möchten wir Alternativen anbieten. Im Folgenden sehen Sie zehn Beispiele.

Homöopathie ist nicht wissenschaftlich

Die Homöopathika haben keinen bewiesenen Nutzen.	Die Homöopathika haben keinen Nutzen.
Einschränkende Attribute wie „bewiesen" lassen Raum für Spekulationen, dass es doch einen Nutzen geben könnte, der eben nur noch nicht bewiesen ist.	

Schließlich sei jenseits von Placebo-Effekten wissenschaftlich keinerlei Wirksamkeit nachweisbar.	Schließlich ist jenseits von Placebo-Effekten keinerlei Wirksamkeit möglich.
Da Homöopathie gesichertem Wissen widerspricht, kann es keinen wissenschaftlichen Nachweis geben.	

Homöopathie ist keine Medizin

Manche Patienten sehen alternativmedizinische Verfahren als letzten Strohhalm.	Manche Patienten sehen pseudomedizinische Verfahren als letzten Strohhalm.
Homöopathie ist keine Medizin, also auch keine Alternative zur Medizin. Deshalb sollten keine medizinischen Begriffe für die Homöopathie verwendet werden, wie Therapie, Diagnose, und Anamnese.	

Homöopathie ist eine komplementäre Behandlungsoption.	Homöopathie ist keine Behandlungsoption.
Unter „Behandlung" versteht man eine medizinische Handlung, die eine Wirkung erzielen könnte. Homöopathie kann keine Wirkung jenseits von Placeboeffekten erzielen.	

Homöopathika sind nur im juristischen Sinne Arzneimittel

Auf die Patienten wirken homöopathische Mittel jedoch wie echte Medikamente.	Auf die Patienten wirken homöopathische Zubereitungen jedoch wie echte Medikamente.
Da Homöopathika keine pharmakologische Wirkung haben, ist der Begriff „Mittel" als Kurzform von „Arzneimittel" irreführend – auch wenn Homöopathika juristisch so klassifiziert sind.	

Apotheker müssten darauf hinweisen, dass es für deren Wirksamkeit keinen naturwissenschaftlichen Nachweis gibt.	Apotheker müssten darauf hinweisen, dass sie nicht wirken.
Da Homöopathie gesichertem Wissen widerspricht, kann es keinen naturwissenschaftlichen Nachweis geben.	

Homöopathie hat keine Wissensbasis

<table>
<tr><td>Ärzte erwerben eine Zusatzqualifikation.</td><td>Ärzte erwerben eine Zusatzbezeichnung.</td></tr>
<tr><td colspan="2">Eine Qualifikation ist der Nachweis, relevantes Wissen erworben zu haben. Ein Homöopath hat kein relevantes Wissen, da es unerheblich ist, welche der unwirksamen Kügelchen er verschreibt.</td></tr>
</table>

<table>
<tr><td>Homöopathie zeigt bestenfalls Kontexteffekte einer guten Behandlung.</td><td>Homöopathie zeigt bestenfalls Kontexteffekte einer beliebigen Handlung.</td></tr>
<tr><td colspan="2">Ein Homöopath „behandelt“ nicht und erst recht nicht „gut“. Er vollzieht bei seiner Suche nach der richtigen homöopathischen Zubereitung eine rein rituelle, und damit beliebige Handlung.</td></tr>
</table>

Homöopathie ist keine Ansichtssache

<table>
<tr><td>Am Ende ist es bei der Homöopathie wie immer: eine Glaubensfrage.</td><td>Am Ende ist es bei der Homöopathie wie immer: manche glauben daran.</td></tr>
<tr><td colspan="2">Es ist keine Frage, ob Homöopathie wirkt, daran kann auch der Glauben nichts ändern. Homöopathie ist eine Glaubenslehre.</td></tr>
</table>

<table>
<tr><td>Die Homöopathie basiert auf einem Weltbild, das mehr mit Schamanismus und Voodoo gemein hat als mit Medizin.</td><td>Die Homöopathie basiert auf einem Weltbild, das ebenso irrational ist wie das von Schamanismus und Voodoo.</td></tr>
<tr><td colspan="2">„Mehr gemein“ bedeutet, dass es nur eine Tendenz in eine Richtung gibt, das Ende aber nicht erreicht ist.</td></tr>
</table>

Edzard Ernst

Nazis, Nadeln und Intrigen

Erinnerungen eines Skeptikers

Übersetzt von Alexa Waschkau.

ISBN 978-3-944342-56-6

216 Seiten – 22,- Euro

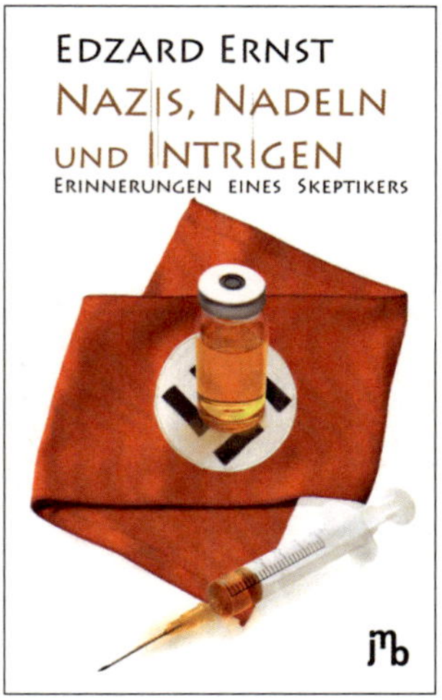

Dies ist die Geschichte des Lebens von Edzard Ernst als Arzt und Wissenschaftler. Mit wissenschaftlicher Methodik begab er sich auf die Suche nach der Wahrheit in der Medizin, und als »Geschichtsforscher wider Willen« hinterfragte er die Geschichte der Medizin im Nationalsozialismus. Diese Aktivitäten brachten ihm nicht nur Freunde ein.

Im Jahr 1993 begründete Ernst im englischen Exeter die weltweit erste Professur für alternative Medizin, ein Bereich, der noch nie systematisch untersucht worden war und fast vollständig durch Befürworter dieser Szene dominiert wurde – unter ihnen nicht zuletzt Prinz Charles. Die meisten dieser Enthusiasten legten eine offen feindselige, anti-wissenschaftliche Haltung gegenüber der wissenschaftlichen Untersuchung ihrer Lieblings-Therapien zu Tage. Vor diesem Hintergrund waren Konflikte wohl kaum vermeidbar. Die Aggressivität, mit der die Fundamentalisten der alternativen Medizin ihr Gebiet vor einer kritischen Überprüfung zu schützen suchten, war dennoch überraschend.

Diese Memoiren bieten einen einzigartigen Einblick in die perfiden Intrigen des akademischen Lebens und sind eine ernüchternde Analyse der Schäden, welche die Pseudowissenschaft in der Medizin anrichtet.

»ein effektives Gegenmittel zu neumodischem Nonsens,
Pseudowissenschaft und altmodischer
Quacksalberei« – The Times

»Ein lauter Weckruf an die
medizinische Ethik!« – Today‘s Nature

Edzard Ernst

SchmU

Schein-medizinischer Unfug

Übersetzt von Alexa Waschkau.

ISBN 978-3-94945-008-9

278 Seiten – 22,- Euro

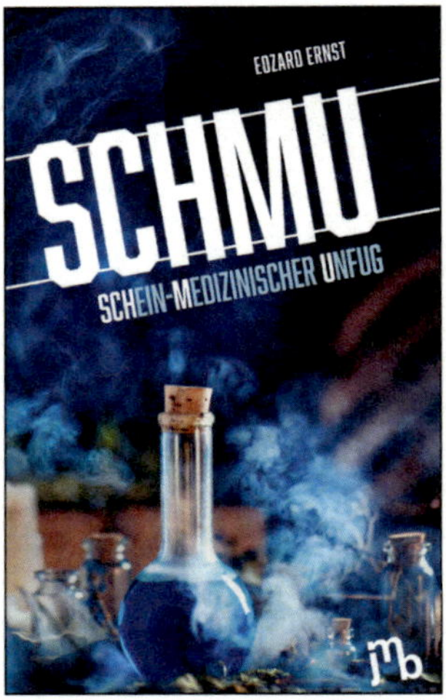

Professor Edzard Ernst hat So-Called Alternative Medicine (SCAM) bzw. Scheinmedizinischen Unfug (SchmU) als Patient am eigenen Leib erfahren, ihn als Arzt praktiziert und als Wissenschaftler erforscht. Er beleuchtet all die Aspekte von SchmU, die in anderen Büchern gern unter den Teppich gekehrt werden. Dabei lässt er nicht nur wissenschaftlich belegte Fakten einfließen, sondern auch seinen Humor und einen Schuss Satire. Herausgekommen ist damit eine nicht nur informative, sondern auch unterhaltsame Lektüre.

Wer sich für den Gesundheitsmarkt interessiert und nach einer wissenschaftlich fundierten und evidenzbasierten Bewertung alternativmedizinischer Methoden sucht, der liegt mit diesem Buch goldrichtig. Es mag vielleicht sogar davor schützen, Gesundheit und Geld durch angeblich harmlose Heilmethoden zu riskieren.

„Professor Ernst besitzt Integrität, Weisheit und Erfahrung ebenso wie wissenschaftliche Belege. Er ist der Anwalt der Patienten und schreckt nicht davor zurück, sich offen und eindeutig gegen Unsinn auszusprechen.“ – Simon Singh, Autor „Gesund ohne Pillen“

„Professor Edzard Ernst verfügt wahrscheinlich über den weltweit größten Wissensschatz im Bereich der sogenannten Alternativmedizin. Seine umfangreichen medizinischen Studien und Veröffentlichungen beschäftigen sich mit ihren zweifelhaften Behauptungen, demontieren ihre Validität und verdienen eindeutig unsere ungeteilte Aufmerksamkeit und Betrachtung.“ – Kendrick Frazier, Herausgeber „Skeptical Inquirer“